Hefte zur Unfallheilkunde
Beihefte zur Zeitschrift „Der Unfallchirurg"

Herausgegeben von:
J. Rehn, L. Schweiberer und H. Tscherne

216

A. H. Huggler E. H. Kuner (Hrsg.)

Aktueller Stand beim Knochenersatz

Unter Mitarbeit von
H. Bereiter und W. Schlickewei

Mit 95, zum Teil farbigen Abbildungen

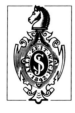

Springer-Verlag
Berlin Heidelberg New York
London Paris Tokyo
Hong Kong Barcelona
Budapest

Reihenherausgeber

Professor Dr. Jörg Rehn
Mauracher Straße 15, W-7809 Denzlingen
Bundesrepublik Deutschland

Professor Dr. Leonhard Schweiberer
Direktor der Chirurgischen Universitätsklinik München-Innenstadt
Nußbaumstraße 20, W-8000 München 2
Bundesrepublik Deutschland

Professor Dr. Harald Tscherne
Medizinische Hochschule, Unfallchirurgische Klinik
Konstanty-Gutschow-Straße 8, W-3000 Hannover 61
Bundesrepublik Deutschland

Bandherausgeber

Professor Dr. A. H. Huggler
Orthopädische Abteilung
Rätisches Kantons- und Regionalspital
CH-7000 Chur

Professor Dr. E. H. Kuner
Klinik der Albert-Ludwigs-Universität Freiburg
Chirurgische Universitätsklinik, Abt. Unfallchirurgie
Hugstetterstraße 55, W-7800 Freiburg i. Br.
Bundesrepublik Deutschland

ISBN 3-540-54104-7 Springer-Verlag Berlin Heidelberg New York

CIP-Titelaufnahme der Deutschen Bibliothek
Aktueller Stand beim Knochenersatz / A. H. Huggler ; E. H. Kuner (Hrsg.). Unter Mitarb. von H.
Bereiter und W. Schlickewei. - Berlin ; Heidelberg ; New York ; London ; Paris ; Tokyo ; Hong Kong ;
Barcelona ; Budapest : Springer, 1991
  (Hefte zur Unfallheilkunde ; 216)
  ISBN 3-540-54104-7
NE: Huggler, Arnold H. [Hrsg.]; Bereiter, H.; GT

Dieses Werk ist urheberrechtlich geschützt. Die dadurch begründeten Rechte, insbesondere die der
Übersetzung, des Nachdrucks, des Vortrags, der Entnahme von Abbildungen und Tabellen, der
Funksendung, der Mikroverfilmung oder der Vervielfältigung auf anderen Wegen und der Speicherung
in Datenverarbeitungsanlagen, bleiben, auch bei nur auszugsweiser Verwertung, vorbehalten. Eine
Vervielfältigung dieses Werkes oder von Teilen dieses Werkes ist auch im Einzelfall nur in den Grenzen
der gesetzlichen Bestimmungen des Urheberrechtsgesetzes der Bundesrepublik Deutschland vom
9. September 1965 in der jeweils geltenden Fassung zulässig. Sie ist grundsätzlich vergütungspflichtig.
Zuwiderhandlungen unterliegen den Strafbestimmungen des Urheberrechtsgesetzes.

© Springer-Verlag Berlin Heidelberg 1991
Printed in Germany

Die Wiedergabe von Gebrauchsnamen, Handelsnamen, Warenbezeichnungen usw. in diesem Werk
berechtigt auch ohne besondere Kennzeichnung nicht zu der Annahme, daß solche Namen im Sinne der
Warenzeichen- und Markenschutz-Gesetzgebung als frei zu betrachten wären und daher von jedermann
benutzt werden dürften.

Produkthaftung: Für Angaben über Dosierungsanweisungen und Applikationsformen kann vom
Verlag keine Gewähr übernommen werden. Derartige Angaben müssen vom jeweiligen Anwender im
Einzelfall anhand anderer Literaturstellen auf ihre Richtigkeit überprüft werden.

Satz: Springer-TEX-Haussystem
24/3130-543210 – Gedruckt auf säurefreiem Papier

Vorwort

Die Frage eines möglichen Knochenersatzes hat in den letzten Jahren durch zwei Entwicklungen zusätzlich an Aktualität gewonnen: Auf der einen Seite nehmen Rasanztraumen mit entsprechenden Defektfrakturen im unfallchirurgischen Patientengut sowie die Zahl rekonstruktiver Eingriffe im orthopädischen Fachbereich, welche einen Knochenersatz erforderlich machen, zu. Auf der anderen Seite hat die Anwendung der homologen tiefgefrorenen Spongiosa durch die Möglichkeit einer Übertragung von Hepatitis und Aids, sowie durch die aufwendigen Voruntersuchungen, die dieses Risiko nicht ausschließen, sondern nur minimieren können, zu einem kritischen Überdenken der Anwendung geführt.

Erfolgversprechende Ankündigungen und Publikationen über osteoinduktiv wirkende Substanzen haben sich bislang im klinischen Alltag nicht bestätigen können. Um so sinnvoller war es, eine Bestandsaufnahme der gegenwärtigen Knochenersatzsubstanzen durchzuführen.

Ziel des Luzerner Symposiums ist es, die biologischen und morphologischen Anforderungen an einen Knochenersatz zu definieren, Erfahrungsberichte über die im klinischen Alltag bereits angewandten Präparate, insbesondere Kalziumphosphate und Hydroxiapatite, kritisch auszutauschen und Indikationen sowie Möglichkeiten und Grenzen der klinischen Anwendung aufzuzeigen.

Nach wie vor bleibt die autologe Spongiosa bei der Knochendefektauffüllung vielfach der goldene Standard. Bei klar abgegrenzter kritischer Indikationsstellung sind vor allem Kalziumphosphate in natürlicher und synthetischer Form klinisch anwendbar.

Chur und Freiburg, im April 1991   A. HUGGLER und E. H. KUNER

Inhaltsverzeichnis

Biologischer oder artifizieller Knochenersatz? (M. Aebi) 1

Teil I 11

Charakterisierung biokeramischer Kalziumphosphatimplantate (M. Spector) 11
Zur Problematik der Knochenersatzstoffe: Histophysiologie des Knochenumbaus
und der Substitution von Knochenersatzstoffen (R. K. Schenk) 23
Knochenbanken und allogene Knochentransplantation beim Menschen
(G. O. Hofmann und G. Lob) 35
Osteoinduktive Knochenmatrixextrakte und hochgereinigte Matrixfraktionen:
Knochenersatzmittel? (J. M. Rueger) 45

Teil II 59

Experimentelle Untersuchungen zum Knochenersatz mit bovinem Apatit
(W. Schlickewei) 59
Moderne Entwicklung von Knochenersatzmaterialien
(H. Mittelmeier und W. Mittelmeier) 69
Experimentelle Untersuchungen und klinische Ergebnisse zur Stimulation
der Knochenregeneration mit zerkleinerter Kortikalis und porösen
Kalziumphosphatkeramiken (Trikalziumphosphat und Hydroxiapatit)
(L. Meiss) 85
Vergleich von Bio-Oss und anderen Implantationsmaterialien bei der
Erhaltung des Alveolarkammes des Unterkiefers beim Menschen (P. J. Boyne) 98
Round-Table-Gespräch (Zusammenfassung und Bearbeitung)
(F. Bonnaire und E. H. Kuner) 103

Teil III 117

Erfahrungen mit Bio-Oss, einem bovinen Apatit, bei verschiedenen
klinischen Indikationsbereichen (H. Bereiter, G. A. Melcher, E. Gautier
und A. H. Huggler) 117
Erste klinische Erfahrungen mit Bio-Oss (W. Schlickewei und E. H. Kuner) 126
Differenzierungen des Degradationsverhaltens von Trikalziumphosphatkeramik
(Ceros 82) und Hydroxiapatit (Ceros 80) bei Anwendung beim Menschen
(M. Roesgen) 137

VIII

Trikalziumphosphateramik – ein brauchbarer Knochenersatz im Kindesalter?
(J.-P. Pochon) 147

Sachverzeichnis 157

Referentenverzeichnis

Aebi, M., Priv.-Doz., Dr.; Universitätsklinik für Orthopädische Chirurgie, Inselspital, CH-3010 Bern

Bereiter, H., Dr.; Orthopädische Abteilung, Rätisches Kantons- und Regionalspital, CH-7000 Chur

Bonnaire, F., Dr.; Abteilung Unfallchirurgie, Chirurgische Universitätsklinik, Hugstetterstr. 55, W-7800 Freiburg i. Br., Bundesrepublik Deutschland

Boyne, P. J., D. M. D. Prof.; Oral & Maxillofacial Surgery, School of Dentistry, Univ. Loma Linda, Loma Linda, Ca. 92350, USA

Gautier, E., Dr.; Orthopädische Abteilung, Rätisches Kantons- und Regionalspital, CH-7000 Chur

Hofmann G. O., Dr. Dr. rer. nat.; Chirurgische Klinik und Poliklinik der Ludwig-Maximilians-Universität München, Klinikum Großhadern, Marchioninistr. 15, W-8000 München 70, Bundesrepublik Deutschland

Huggler, A. H., Prof. Dr.; Orthopädische Abteilung, Rätisches Kantons- und Regionalspital, CH-7000 Chur

Kuner, E. H., Prof. Dr.; Klinikum der Albert-Ludwigs-Universität Freiburg, Chirurgische Universitätsklinik, Abt. Unfallchirurgie, Hugstetterstr. 55, W-7800 Freiburg i. Br., Bundesrepublik Deutschland

Lob, G., Prof. Dr.; Unfallchirurgische Abteilung, Chirurgische Universitätsklinik Marchioninistr. 15, W-8000 München 79, Bundesrepublik Deutschland

Meiss, L., Prof. Dr.; Orthopädische Klinik, Universitätskrankenhaus Eppendorf, Martinistr. 52, W-2000 Hamburg, Bundesrepublik Deutschland

Melcher, G. A., Dr.; Orthopädische Abteilung, Rätisches Kantons- und Regionalspital, CH-7000 Chur

Mittelmeier, H., Prof. Dr.; Orthopädische Universitätsklinik, W-6650 Homburg, Bundesrepublik Deutschland

Mittelmeier, W., Dr.; Orthopädische Universitätsklinik, W-6650 Homburg, Bundesrepublik Deutschland

Pochon, J. P., Priv.-Doz. Dr.; FMH Kinderchirurgie, Dübendorfstr. 9b CH-8117 Fällanden

Rehn, J., Prof. Dr.; Mauracherstr. 15, W-7819 Denzlingen, Bundesrepublik Deutschland

Roesgen, M., Dr.; BG-Unfallklinik, Großbaumer Allee 250, W-4100 Duisburg 28, Bundesrepublik Deutschland

Rueger, J. M., Priv.-Doz. Dr.; Unfallchirurgische Abteilung, Universitätsklinik, Theodor-Stern-Kai 7, W-6000 Frankfurt, Bundesrepublik Deutschland

Schenk, R., Prof. Dr.; Pathophys. Institut Universität Bern,
Murtenstr. 35, CH-3010 Bern
Schlickewei, W., Dr.; Klinikum der Albert-Ludwigs-Universität Freiburg,
Chirurgische Universitätsklinik, Abt. Unfallchirurgie, Hugstetterstr. 55,
W-7800 Freiburg i. Br., Bundesrepublik Deutschland
Spector, M., Ph. D., Prof.; Orthopedic Research, Department of Orthopedic Surgery,
Brigham and Woman's Hospital, Harvard University Medical School,
75 Francis Street, Boston, Mass., 02115 USA

Biologischer oder artifizieller Knochenersatz?

M. Aebi

Universitätsklinik für Orthopädische Chirurgie, Inselspital, CH-3010 Bern

Die Rekonstruktion großer skelettaler Defekte beschäftigt die orthopädischen Chirurgen schon seit langer Zeit, und das Interesse für diese Fragestellung hat nicht nachgelassen. Die Knochentransplantationsforschung erhielt am Ende des vergangenen und am Anfang dieses Jahrhunderts wesentliche Impulse durch Männer wie Ollier, Axhausen, Walther, Lexer u. a. [3–5, 21, 25, 33]. Aber erst seit dem 2. Weltkrieg hat die Knochentransplantation in Klinik und Forschung in vielen orthopädischen Zentren, insbesondere in den USA, eine hohe Priorität. Die Forschungsanstrengungen konzentrierten sich nicht nur auf klinische Fragestellungen, sondern in vermehrten Maße auch auf experimentelle und basiswissenschaftliche Probleme [6, 8, 12, 17, 22, 29–31]. Gerade als die Knochenallotransplantation in der Klinik eine zunehmend wichtigere Rolle zur Überbrückung großer Knochendefekte gewonnen hatte, erschien die Aids-Bedrohung immer mächtiger am Horizont. Diese weltweit verbreitete und im Zunehmen begriffene Erkrankung zwang uns und wird uns noch vermehrt dazu zwingen, unsere klinischen und wissenschaftlichen Konzepte in bezug auf die Allotransplantation von Knochen zu überdenken. Allein schon die praktischen Aspekte, wie die Kosten und die rechtlichen Voraussetzungen sowohl für den Spender als auch den Empfänger, machen diese Transplantationsform zunehmend schwieriger und aufwendiger.

Trotzdem können wir nicht einfach auf Allotransplantate verzichten, da sie in vielen Fällen die einzige Alternative sind, einen Knochendefekt zu überbrücken. Wichtig ist jedoch, die Indikationen für bestimmte Ersatzmaterialien zu differenzieren und von einer spezifischen klinischen Situation abhängig zu machen. Die ganzen Fragestellungen in bezug auf den Knochenersatz spielen sich im Spannungsfeld zwischen biologischem Verhalten und mechanischer Belastbarkeit des Transplantates bzw. des Verbundes Empfänger – Transplantat ab (Abb. 1).

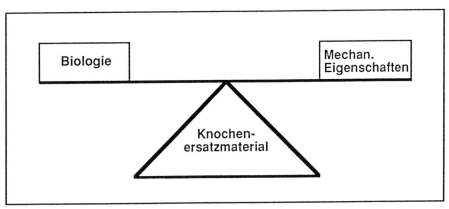

Abb. 1. Der Knochenersatz spielt sich im Spannungsfeld zwischen biologischem Verhalten und mechanischer Belastbarkeit des Transplantates oder des Verbundes „Empfänger – Transplantat" ab

Wenn wir uns vor die Frage des Knochenersatzes gestellt sehen, so hängt die Wahl eines bestimmten Knochenersatzmaterials im wesentlichen von 4 Kriterien ab:
1. Verfügbarkeit des Ersatzmaterials;
2. Risiken in bezug auf Übertragung von Krankheiten und Infekthäufigkeit bzw. Nebenwirkungen;
3. den mechanischen Eigenschaften des Ersatzmaterials;
4. den biologischen Eigenschaften, d. h. Einbauqualität im Empfängerknochen, Umbaumöglichkeiten, Ersatz durch körpereigenen Knochen, immunologisches Verhalten des Empfängers und des Transplantates und Vitalität des Transplantates.

Verfügbarkeit

Die Verfügbarkeit ist am besten, wenn das Material nicht von einem Spender abhängig ist. Am einfachsten wäre es, wenn das Material kommerziell erhältlich, nicht kontaminiert und leicht aufzubewahren wäre, wenn es leicht und exakt auf einen bestimmten Defekt hin zurechtgetrimmt werden könnte und wenn es überdies mechanisch fest und widerstandsfähig gegen Beanspruchung und Spannung wäre sowie sich biologisch wie Knochen verhielte.

Sind jedoch keine hohen Anforderungen an die mechanischen Eigenschaften des Ersatzmaterials zu stellen, d. h. müssen Defekte gefüllt werden, die mechanisch nicht unter großer Belastung stehen, dann ist die Verfügbarkeit auch von eigenem Knochen günstiger. Bis zu einem gewissen Ausmaß können solche Defekte immer durch autologes Spongiosamaterial überbrückt bzw. aufgefüllt werden, das z. Z. immer noch das biologisch beste Ersatzmaterial darstellt, solange von den vaskularisierten Autotransplantaten abgesehen wird. Bei wiederholtem Gebrauch autologer Spongiosa hingegen wird die Verfügbarkeit rasch beschränkt. Auch für die Überbrückung mechanisch relevanter Knochen- oder Gelenkabschnitte müssen schon bald Alternativen zum autologen Material gesucht werden. Zudem ist nicht zu vergessen, daß die autologe Knochengewinnung auch mit einer gewissen Morbidität verbunden ist, die sich zunächst in häufig unangenehmen Schmerzsyndromen, aber auch in einem lokalen Infekt an der Entnahmestelle manifestieren kann und die nicht zu unterschätzen sind [13, 16].

Allogenes Knochenmaterial setzt eine gut organisierte Knochenbank voraus, die nicht nur Femurköpfe speichert, die bei Hüfttotalprothesenoperationen asserviert werden, sondern auch von einem Entnahmeteam versorgt wird, das den Spenderorganisationen für Nieren- und Lebertransplantate angeschlossen ist. So kann eine Organisation geschaffen werden, die eine hohe Verfügbarkeit von Knochenstücken für die unterschiedlichsten Anwendungen bereitstellt. Eine solchermaßen organisierte Knochenbank erfordert jedoch einen nicht zu unterschätzenden personellen und finanziellen Aufwand pro Stück aufbewahrten Knochens [11, 28].

Zusammen mit der Entnahme und der Bereitstellung für die Implantation muß in den USA mit einem Kostenaufwand von mehreren tausend Dollar gerechnet werden [11].

Zudem stellen sich in zunehmenden Maße rechtliche Fragen im Zusammenhang mit der Knochenentnahme- und -verarbeitung, insbesondere in bezug auf die zu erbringende Versicherungsleistung. Ist es die Versicherung des Spenders, die für Entnahme und Austestung des Knochenmaterials als auch für die Laboruntersuchungen beim Spender aufkommen muß oder ist es die Versicherung des Empfängers, der unter Umständen bei der Entnahme noch gar nicht bekannt ist? Diese Fragen sind ungeklärt.

Die Verfügbarkeit von *anorganischem Knochenmaterial*, gewonnen aus Rinderknochen oder synthetisch hergestellt, ist theoretisch unbeschränkt, dagegen sind jedoch die Anwendungsmöglichkeiten aufgrund der mechanischen und biologischen Eigenschaften eher gering. Ähnliches gilt für das andere Teilprodukt bei der Aufteilung des Ganzknochens, nämlich Knochenmatrix oder Knochenmatrixextrakte. Es kommt dazu, daß hier große Knochenmengen zur Gewinnung dieses Materials notwendig sind [19, 29, 31]. Auch die erneut populär gewordene Hitzesterilisierung des Knochens [20] schafft ein biologisch inaktives und mechanisch wenig resistentes Ersatzmaterial, das sich nur für bestimmte Indikationen eignet (s. unten). Auch hier ist die Verfügbarkeit abhängig von der Anlieferung von geeignetem allogenem Knochenmaterial. Daher gilt allgemein, daß die Verfügbarkeit um so größer ist, je geringer die biologische Wertigkeit des Ersatzmaterials ist. Die Verfügbarkeit wird weiter wesentlich von dem Risiko bestimmt, das für die Übertragung von Krankheiten und die Auslösung von Komplikationen beim Empfänger besteht.

Risiken

Dazu zählen v. a. durch die Knochentransplantation übertragene Krankheiten, weniger die allenfalls durch das Transplantat ausgelöste immunologische Reaktion, die für den Empfänger ein Risiko bedeuten. Das Risiko der Übertragung von Hepatitis- und Aids-Virus durch allogenes Knochenmaterial ist jedoch um ein Vielfaches kleiner (ca. 15fach) als bei der Verabreichung einer Blutkonserve [24].

Bis heute sind nur vereinzelte Fälle der Übertragung von Aids durch Knochen bekannt. Trotzdem hat gerade die zunehmende Bedeutung der Aids-Erkrankung in unserer Gesellschaft die Popularität der allogenen Knochenübertragung gemindert. Es ist möglich, daß der große segmentale oder Halbgelenkersatz, z. B. in der Tumorchirurgie, wieder vermehrt durch prothetische Implantate erfolgt, obwohl sich der Gebrauch von allogenem Knochen schon weltweit zu etablieren begann [12, 22, 23]. Das Infektrisiko für allogenen Knochen am Ort der Übertragung ist zudem recht hoch (zwischen 10 und 20%), und die möglichen lokalen Komplikationen, wie Ermüdungsfrakturen, Pseudarthrosen und Bruch der abstützenden Metallimplantate, sind aus größeren Patientenkollektiven gut bekannt und nicht zu vernachlässigen [12, 22, 23]. Trotzdem werden sowohl die biologischen als auch die mechanischen Eigenschaften eines Allotransplantates von keinem künstlich hergestellten Keramikmaterial oder vom Tier gewonnener demineralisierter Knochenmatrix erreicht. Gerade in der Hüftendoprothetik ist das allogene Knochenmaterial beim Aufbau großer Pfannendefekte oder bei beschädigtem proximalen Femur von großer Bedeutung, weil primär eine mechanisch feste Abstützfunktion erforderlich ist und weniger ein Autotransplantat, das durch die rasch einsetzende „creeping substitution" des Transplantates mechanisch vorübergehend deutlich geschwächt wird. Das allogene kortikospongiöse Transplantat ist dazu ideal, weil es an der Trennschicht zwischen Empfänger- und Spenderknochen zu einer raschen Verzahnung kommt, solange das Transplantat unter stabilen Bedingungen gehalten wird [2, 12, 17, 22]. Der osteoklastische Abbau eines solchen Transplantates braucht unter Umständen Jahre.

In letzter Zeit wurde aus Angst vor dem frischen bzw. tiefgekühlten Allotransplantat wieder vermehrt die oben erwähnten Hitzebehandlung bzw. -sterilisation von allogenem Knochenmaterial propagiert, die alle Infekt- und Krankheitsübertragungsrisiken praktisch auf Null reduziert, da alle Eiweiße denaturiert werden – allerdings auch die der Knochenmatrix [20, 32]. Die Verwendung auf diese Art behandelter Knochen, aber auch von synthetischen oder biologischen Keramiken ist aufgrund der mechanischen und biologischen Eigenschaften dieser Materialien keine eigentliche Alternative zum Ersatz größerer Knochendefekte lediglich aus Gründen eines geringeren Risikos.

Experimentelle Untersuchungen über die mechanischen Eigenschaften im Vergleich zu normalem Knochen sind für die hitzesterilisierten Allotransplantate zur Zeit im Gange. Sowohl die Mineralstruktur des Knochens in Form von Keramiken, synthetisiert oder biologisch gewonnen, und hitzesterilisiertes, allogenes Knochenmaterial sind schließlich nicht mehr als eine Leitstruktur für die Osteokonduktion, ohne daß es jedoch zu einer Osteoinduktion kommen würde, d. h. die biologische Wertigkeit ist gering [20, 29].

Mit Ausnahme des autologen Knochens sind alle „risikoarmen" Ersatzmaterialien in ihrer biologischen Wertigkeit dem allogenen Knochentransplantat unterlegen. Inwieweit Abbauprodukte von synthetischen oder natürlichen Knochenkeramiken ein Gesundheitsrisiko darstellen, ist wenig erforscht, jedoch ist dem Körper die chemische Zusammensetzung dieser schollig-zerfallenden und sich auflösenden Materialien bestens bekannt. Diese Degradationspartikel lassen sich histologisch in den Blut führenden Strukturen des Knochens erkennen, und es ist denkbar, daß sie auch im übrigen Körper, in Gefäßsystem oder Lymphknoten, erkannt werden. Am Ort des Ersatzes selbst sind z. B. Hydroxiapatit und Trikalziumphosphat noch nach Jahren unvollständig abgebaut im Knochen zu finden (s. Beitrag Roesgen).

Mechanische Eigenschaften

Die mechanischen Eigenschaften des eigenen Knochens sind nur schwer oder überhaupt nicht erreichbar. Je nach den Erfordernissen des zu überbrückenden oder zu füllenden Defektes ist ein mehr oder weniger mechanisch tragfähiges Ersatzmaterial erforderlich. Segmentale und Halbgelenkdefekte erfordern kortikalen Knochen und nicht nur Spongiosa. Ein solches Transplantat besteht entweder aus autologer Fibula, einem größeren Beckenschaufelspan, Teilen eines autologen Röhrenknochens oder aber aus einem genau eingepaßten allogenen Knochen. Beide Knochenarten müssen mit einer stabilen Osteosynthese fixiert werden, einerseits, um das Interface zwischen Empfänger- und Spenderknochen zum Heilen zu bringen, und andererseits, um einen mechanischen Support für die Phase zu geben, in der der Knochen das Remodeling durch „creeping substitution" erfährt. Andernfalls kann es zu Ermüdungsbrüchen kommen [2, 7].

Mit zunehmendem Remodeling wird auch neuer Knochen im Transplantat aufgebaut, was die mechanische Festigkeit wieder normalisiert [7]. Dieser Prozeß spielt sich beim autologen Transplantat zeitlich in einem begrenzten Rahmen ab, kann beim Allotransplantat jedoch Jahre dauern, unterscheidet sich in der Art aber kaum von demjenigen beim Autotransplantat [8, 14, 17]. Alle Ersatzmaterialien die entweder demineralisierte Knochenmatrix, synthetische oder Biokeramiken sind, entbehren der mechanischen Festigkeit, so daß sie sich als Substitution für einen segmentalen, mechanisch beanspruchten Defekt nicht eignen. Die demineralisierte Knochenmatrix ist zu weich, zu verformbar und ermangelt jeder Strukturerhaltung, während die Keramiken zu brüchig sind, zu früh im Grenzbereich zu Knochen zerfallen oder in sich brechen. Dieses Problem kann nur mit nichtresorbierbaren Keramiken gelöst werden, die jedoch eine hohe Dichte aufweisen müssen, so daß sie einem prothetischen Ersatz mit den Problemen der Auslockerung an der Knochen-Implantat-Grenzschicht entsprechen.

Für kleinere Defekte, die keiner relevanten mechanischen Beanspruchung ausgesetzt sind, können durchaus Materialien wie demineralisierte Knochenmatrix und synthetische oder Biokeramiken bzw. allenfalls Kombinationen von beiden verwendet werden, wenn nicht genügend autologe Spongiosa zur Verfügung steht. Auch kann in solchen Situationen hitzesterilisierter allogener Knochen als Füllmaterial im Sinne einer billigen Alternative verwendet werden.

Eine klare relative Bewertung von allen zur Verfügung stehenden Ersatzmaterialien – vom vaskularisierten Autotransplantat bis hin zur synthetischen Keramik – in bezug auf die mechanische Belastbarkeit steht mangels eines einheitlichen standardisierten, experimentellen Testmodells nicht zur Verfügung.

Biologisches Verhalten

Die Vielfalt der Knochenersatzmaterialien impliziert auch ein sehr unterschiedliches biologisches Verhalten im Empfängerknochen.

Das ideale Ersatzmaterial wäre autologer Knochen, der mikrochirurgisch revaskularisiert wird und in seiner Struktur und seinem Metabolismus durch den Gefäßanschluß erhalten bleibt [2, 9, 10, 26, 27, 34]. Es handelt sich in diesem Fall um ein echtes Knochentransplantat im Gegensatz zu allen nicht vaskularisierten Knochensubstitutionen, die in ungenauer Weise auch als Transplantate bezeichnet werden. Als 2. Form einer echten Knochentransplantation im Sinne der Transplantationsbiologie parenchymatöser Organe ist ein allogenes Transplantat zu bezeichnen, das über einen Gefäßstil revaskularisiert und dessen Abstoßung durch Immunsuppression verhindert wird. Gerade auf diesem Gebiet wurden in den letzten Jahren große, insbesondere experimentelle Forschungsanstrengungen in Anlehnung an die Organtransplantation unternommen [1, 2, 6, 12, 14, 15, 26].

Wenn zur Zeit der Nutzen in Relation zum Aufwand und den durch die Immunsuppression in Kauf genommenen Komplikationen nur gering erscheint ("benefit versus risk" zu Ungunsten von „risk"), so konnte jedoch durch experimentelle Untersuchungen eine neue Einsicht in das immunologische Geschehen am Knochen gewonnen werden, die unser Verständnis der biologischen Verhaltensweise des Knochens generell vertieft hat. Ein vaskularisierter, allogener Knochen verhält sich nicht anders als ein anderes allogenes Organ, und die früheren Aussagen über das moderate immunologische Verhalten von Knochen gründen auf *nicht vaskularisierten* Transplantaten [2, 6, 8, 14, 17].

Beim *nicht vaskularisierten Transplantat* fehlt der unmittelbare Kontakt des Gefäßsystems des Empfängers zum Transplantat, so daß eine rasche immunologische Reaktion sowohl systemisch wie lokal im Empfängerbett im größeren Umfang ausbleibt. Im Tiermodell besteht eine starke Abhängigkeit zwischen Vaskularisierung, Stabilität und immunologischer Reaktion (Abb. 2).

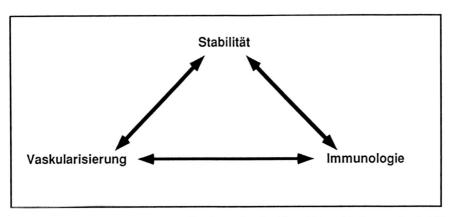

Abb. 2. Die Allotransplantation von Knochen zeigt eine klare Abhängigkeit unter der Stabilität, Vaskularisierung, bzw. Vaskularität und der immunologischen Reaktion des Empfängers, z. B. führt ein instabiles eingepaßtes Allotransplantat u. a. über eine vermehrte Reizvaskularisierung zu einer vermehrten immunologischen Exposition und zu einer Resorption des Transplantates an der Empfänger-Transplantat-Grenzschicht

Kommt es zu einem absolut *stabilen* Interface zwischen Transplantat und Empfängerknochen, so kann am Osteotomiespalt eine primäre Knochenheilung nachgewiesen werden [2].

Besteht hingegen eine *instabile* Grenzschicht zwischen Empfänger und Transplantatknochen, so kommt es zu Resorption und Destruktion des Knochens, die beim vaskularisierten Transplantat deutlicher ist als beim nicht vaskularisierten [2]. Beim nicht vaskularisierten Allotransplantat kann deshalb damit gerechnet werden, daß eine relevante immunologische Reaktion nicht stattfindet und eine Immunsuppression demnach die Biologie dieser Transplantatformen nicht grundlegend ändert [2] (Abb. 2).

Hingegen kann mit Immunsuppression das Einwachsen und Überleben des vaskularisierten Allotransplantates verbessert werden. Diese Transplantationsform erreicht jedoch mit den heute zur Verfügung stehenden Immunsuppressiva niemals die biologische Wertigkeit in bezug auf die Strukturerhaltung wie das vaskularisierte Autotransplantat, das seit annähernd 20 Jahren klinisch verwendet wird [26, 27, 34].

Auf der anderen Seite des Spektrums von Ersatzmaterialien befinden sich die Knochenteilsubstitutionen, z. B. demineralisierte Knochenmatrix und Einzelfraktionen davon, etwa wie BMP [19, 30, 31], oder z. B. biologische oder synthetische Keramiken [19].

Erstere wirken über eine Knocheninduktion und veranlassen, zumindest nach gewissen tierexperimentellen Untersuchungen, Knochenneubildung, die allerdings von jeder mechanisch tragfähigen Struktur entfernt ist. Die Anwendung beim Menschen erbrachte keine eindeutigen Resultate, da meist eine Kombination mit anderen Knochenmaterialien angewendet wurde. Auch fehlen experimentelle Untersuchungen an einem einheitlichen Modell, bei denen unter standardisierten Bedingungen Defektüberbrückungen mit allen verschiedenen Ersatzmaterialien durchgeführt worden wären, so daß eine fundierte Diskussion über die Wertigkeit der einzelnen Materialien praktisch unmöglich ist. Alle Ersatzmaterialien wurden an einer Vielzahl von Tiermodellen und Defekttypen ausgetestet. Schon das Tiermodell bzw. die Tierart selbst ist in Bezug auf die Knochenbiologie sehr variabel, was sich an dem unterschiedlichen sog. „metabolic activity index" (MAI) demonstrieren läßt [29, 30]. Alle experimentellen Modelle, die beim Tier unikortikale Stanzdefekte als Ersatzlager benützen, sind weit von der Realität eines großen Substanzdefektes entfernt, wo eine enge Interaktion zwischen mechanischer Stabilität und biologischem Verhalten besteht.

Auch müssen wir erkennen, daß trotz widersprüchlicher Angaben in der Literatur [19] Keramiken allein – seien sie nun biologischen Ursprungs oder im wesentlichen synthetisch nach verschiedenen Verfahren hergestellt – nur Leitstrukturen für den Knochen sind, ihre Degradation läuft letztlich über eine unphysiologische Zellreaktion ab (s. Beitrag Roesgen). Diese Keramikersatzmaterialien werden unter Umständen eine viel bedeutendere Rolle als Trägersysteme für Medikamente wie Antibiotika, Zytostatika oder Hormone wie Wachstumsfaktoren zu spielen haben als die bloßen Defektüberbrückungen (s. Beitrag Spector).

Eine noch wenig getestete Methode des Knochenersatzes ist die Ilizarov-Technik [18], bei der durch ein langsames Auseinanderweichen von 2 Röhrenknochenfragmenten ohne Verletzung des Markes die Produktion von Ersatzknochen stimuliert wird. Damit können große Defektstrecken von Röhrenknochen mit eigens hergestellten Knochen überbrückt werden, ohne daß irgend eine Form von Knochenersatz von außen zugeführt werden muß.

Schlußfolgerungen

In Tabelle 1 sind die verschiedenen Ersatzmaterialien nach der Art des Knochendefektes zusammengestellt. Die Wahl des Ersatzmateriales richtet sich nach den biologischen und mechanischen Bedürfnissen im Einzelfall. Die heute kommerziell zur Verfügung stehenden Ersatzmaterialien sind auf wenige Indikationen anzuwenden, da sie nie die biologischen und mechanischen Eigenschaften von eigenem und z. T. allogenem Knochen erreichen (Tabelle 1).

Sehr vieles ist z. Z. noch von beschränkter allgemeiner Gültigkeit, weil unser Wissen auf unterschiedlichsten experimentellen Modellen beruht, die nicht miteinander vergleichbar sind.

Tabelle 1. Indikationsbereiche für die verschiedenen Knochenersatzmaterialien

Art des Knochendefektes	Art des Ersatzmaterials
Nicht segmental	Autologe Spongiosa Frisch gefrorene oder autoklavierte allogene Spongiosa Knochensubstitute: - Keramiken (biologisch oder synthetisch) - Demineralisierte Knochenmatrix und Abkömmlinge - BMP etc.
Segmental	Autologer kortikospongiöser Span, evtl. vaskularisierte Fibula, Rippe oder Beckenspan Allotransplantat (frisch, tiefgefroren) Ilizarov-Technik Prothetischer Ersatz
Gelenkdefekt (Halb- oder Ganzgelenkdefekt)	Allotransplantat (frisch, tiefgefroren) Autotransplantat (kleine Gelenke) Prothetischer Ersatz

Literatur

1. Aebi M, Ganz R (1989) Future directions in research: Outlook. In: Aebi M, Regazzoni P (eds) Bone transplantation. Springer, Berlin Heidelberg New York Tokyo, p 351
2. Aebi M, Regazzoni P, Schwarzenbach O (1989) Segmental bone grafting: comparison of different types of grafts in dogs. Int Orthop 13:1-11
3. Albee FH (1915) Bone graft surgery. Saunders, Philadelphia
4. Axhausen G (1907) Histologische Untersuchungen bei Knochentransplantationen am Menschen. Dtsch Z Chir 91:388
5. Barth A (1893) Ueber histologische Befunde nach Knochentransplantationen. Arch Klin Chir 46:409
6. Bonfiglio M, Jeter WS, Smith CL (1955) The immune concept. Its relation to bone transplantation. Ann NY Acad Sci 59:417
7. Burchardt H (1983) The biology of bone graft repair. Clin Orthop 174:28
8. Burwell RG (1963) Studies in the transplantation of bone. The capacity of fresh and treated homografts of bone to evoke transplantation immunity. J Bone Joint Surg [Br] 45:386
9. Daniel RK (1977) Free rib transfer by microvascular anastomoses. Plast Reconstr Surg 59:737
10. Doi K, Tominaga S, Shibata T (1977) Bone grafts with microvascular anastomoses of vascular pedicles. J Bone Joint Surg [Am] 59:809
11. Doppelt SH, Tomford WW, Lucas AD, Mankin HJ (1981) Operational and financial aspects of a hospital bone bank. J Bone Joint Surg [Am] 63:244
12. Friedlaender GE, Mankin HJ, Sell KW (1981) Osteochondral allografts. Little Brown, Boston
13. Gerngross H, Burri C, Kinzl L, Merk J, Müller GW (1982) Komplikationen an der Entnahmestelle autologer Spongiosatransplantate. Akt Traumatol 12:146-152
14. Goldberg VM (1989) Experimental models for joint allografting. In: Aebi M, Regazzoni P (eds) Bone transplantation. Springer, Berlin Heidelberg New York Tokyo, p 68
15. Gottfried Y, Blum-Harenveni T, Mendes DG (1981) Experimental models for bone allografting. In: Aebi M, Regazzoni P (eds) Bone transplantation. Springer, Berlin Heidelberg New York Tokyo, p 59
16. Grob D (1989) Autologous bone grafts. Problems at the donor site. In: Aebi M, Regazzoni P (eds) Bone transplantation. Springer, Berlin Heidelberg New York Tokyo, p 245
17. Heiple KG, Chase SW, Herndon CM (1963) A comparative study of the healing process following different types of bone transplantation. J Bone Joint Surg [Am] 45:1593
18. Ilizarov GA (1989) The tension-stress effect on the genesis and growth of tiffues: Part I: The influence of stability of fixation and soft tissue preservation. Clin Orthop 238:249. Part II: The influence of the rate and frequency of distraction. Clin Orthop 239:263
19. Katthagen BD (1987) Bone regeneration with bone substitutes. Springer, Berlin Heidelberg New York Tokyo
20. Kreicbergs A, Köhler P (1989) Bone exposed to heat. In: Aebi M, Regazzoni P (eds) Bone transplantation. Springer, Berlin Heidelberg New York Tokyo, p 155
21. Macewen W (1881) Observations concerning transplantation on Bone. Proc R Soc Lond 32:232
22. Mankin HJ, Doppelt SH, Tomford WW (1983) Clinical experience with allograft implantation. The first ten years. Clin Orthop 1974:69
23. Muaymneh W, Malinin T, Makley T, Dick H (1985) Massive osteoarticular allografts in reconstruction of extremities following resection of tumors not requiring chemotherapy and radiation. Clin Orthop 197:76
24. Müller RT (1989) Knochentransplantation und AIDS. Z Orthop 127:527
25. Ollier L (1867) Traité expérimental et clinique de la régénération des os. Masson, Paris
26. Oestrup LT, Frederickson JM (1974) Distant transfer of a free living bone graft by microvascular anastomoses. An experimental study. Plast Reconstr Surg 54:274
27. Taylor GI, Miller GDH, Ham FJ (1975) The free vascularized bone grafts. A clinical extension of microvascular techniques. Plast Reconstr Surg 55:533
28. Tomford WW, Doppelt SH, Mankin HJ, Friedlaender GE (1983) Bone bank procedures. Clin Orthop 174:15
29. Urist MR (ed) (1980) Fundamental and clinical bone physiology. Lippincott, Philadelphia

30. Urist MR (1989) Introduction to update on osteochondral allograft surgery. In: Aebi M, Regazzoni P (eds) Bone transplantation. Springer, Berlin Heidelberg New York Tokyo
31. Urist MR, Delange RJ, Finerman GA (1983) Bone cell differentiation and growth factors. Science 220:680
32. Wagner M, Pesch H-J (1989) Autoklavierte Knochenspäne beim Prothesenwechsel an der Hüfte. Orthopäde 18:463–467
33. Waller P von (1821) Wiedereinheilung bei der Trepanation ausgebohrter Knochenscheiben. J Chir Augenheilkd 2:571
34. Weiland AJ, Daniel RK (1982) Vascularized bone autografts: experience with 41 cases. Clin Orthop 174:87

Teil I

Charakterisierung biokeramischer Kalziumphosphatimplantate

M. Spector

Abteilung für Orthopädische Chirurgie, Brigham and Women's Hospital, Harvard Medical School, 75 Francis Street, Boston, Mass., 02115, USA

Die Idee, synthetische Kalziumverbindungen zur Verstärkung von oder als Ersatz für autogene oder allogene Knochentransplantate zu verwenden, entstand schon im späten 18. Jahrhundert, als Forscher Kalziumsulfat in Knochendefekte einsetzten [49]. In den letzten Jahren nahm die Zahl der unterschiedlichen synthetischen kalziumhaltigen Substanzen, die als Knochenersatzmaterial untersucht wurden, stark zu. Dieses in jüngster Zeit so sehr gewachsene Interesse hat folgende Ursachen:

1. Die Sorge, beim Einsatz von Allotransplantaten Krankheiten mitzuübertragen,
2. die Feststellung, daß Knochen eine Verbindung eingehen („bonding") und deshalb eine große Zahl unterschiedlicher synthetischer kalziumhaltiger Substanzen inkorporieren können, und
3. die technischen Fortschritte bei der Herstellung biokeramischer Implantate.

Obwohl unzählige neue Biokeramikprodukte als Knochenersatzmaterialien untersucht worden sind, wird ihr Nutzen durch Mängel in ihrer Leistung eingeschränkt. Diese Einschränkungen hängen mit ihren mechanischen und biologischen Eigenschaften sowie ihrer Löslichkeit zusammen. Probleme bei der Festlegung dieser Eigenschaften sowie der chemischen Zusammensetzung und Struktur der Materialien komplizieren die Entwicklung verbesserter Knochenersatzstoffe. In dem Maße, in dem die Mängel der synthetischen Knochenersatzstoffe ans Licht kommen, werden die einzigartigen Eigenschaften der natürlichen Knochensubstanz in wachsendem Maße deutlich.

Zunächst wurden Knochenersatzstoffe als vorübergehende Gerüste oder „Schablonen" zur leichteren Osteogenese entwickelt. Das Knochenersatzmaterial sollte am Ende „resorbiert" werden. Kalziumsulfat [49] und Trikalziumphosphat (TCP) [3, 11] waren zwei der zunächst untersuchten kalziumhaltigen Substanzen. Die mit diesen Materialien verbundenen Probleme hingen mit der Tatsache zusammen, daß sich oft eine chemisch-physikalische Auflösung einstellte, die für viele Verwendungszwecke zu schnell auftrat.

Viele der frühen Studien über TCP als Ersatzmaterial bei Knochentransplantationen konzentrierten sich auf dessen Einsatz auf dem Gebiet der Kiefer- und Gesichtschirurgie sowie der Orthopädie [3, 8, 11, 45, 46, 50]. Dabei wurde speziell die durch Hitzebehandlung hergestellte β-Form des TCP verwendet, die auch mit ihrem mineralischen Namen Whitlockit bezeichnet wurde. Diese Verbindung wurde normalerweise dort eingesetzt, wo ein „resorbierbares" Knochenersatzmaterial benötigt wurde. Während sich viele der bisher durchgeführten Studien auf den zeitlichen Ablauf der Knocheninkorporation und des Abbaus dieser Substanz konzentrierten [8, 11, 40, 41, 45, 46, 50–52, 56], ist die Frage, wie schnell dieses Material vom Körper absorbiert wird, immer noch nicht voll geklärt. Unterschiedliche Versuchsergebnisse können auf Unterschiede in der Zusammensetzung und Struktur der als TCP [41] bezeichneten Substanz und die unterschiedlichen physiologischen Eigenschaften der Implantationsstellen und Tiermodelle zurückzuführen sein. In vielen Fällen erfolgt die chemisch-physikalische Auflösung des TCP so schnell, daß sich auf seiner Oberfläche kein biologisches Apatit ablagern und darauf Knochen gebildet werden kann: die sich auflösende Fläche erlaubt keine Proteinadsorption und Zellanlagerung. Die Suche nach dauerhaften biokompatiblen Knochenersatzmaterialien konzentriert sich meist auf Hydroxiapatit (HA), da dieses als der mineralische Hauptbestandteil des natürlichen Knochens angesehen wurde, sowie auf kalziumhaltige „bioaktive Glaskeramiken".

Die erste bioaktive Glaskeramik [23, 27, 29] war ein teilweise lösliches Silikatglas, das Kalzium und Phosphat enthielt. Die partielle Auflösung der Oberfläche in wäßriger Lösung führten zur Bildung einer gelartigen Substanz mit hohen Konzentrationen an Kalzium- und Phosphationen, ein Prozeß, der zur Ablagerung von HA an der Oberfläche führte. Erste Tierversuche stellten fest, daß sich direkt auf der Oberfläche des bioaktiven Glases Knochen bildete [29]. In späteren Untersuchungen der biologischen Reaktion auf bioaktives Glas mit einer großen Zahl unterschiedlicher Zusammensetzungen im $SiO-CaO-HPO_4$-Phasensystem erwiesen sich nur bestimmte Formulierungen als zur „direkten Knochenbindung" („direct bone bonding") fähig [25–27, 39]. Die eingeschränkte Belastbarkeit dieser glasartigen Substanzen verminderte ihren Einsatz als Überzug bei Gelenkersatzprothesen, obwohl dies der ursprünglich vorgesehene Zweck war. Es wird weiterhin untersucht, ob es Möglichkeiten gibt, diese Substanzen als Knochenersatz zu verwenden. Zwar haben sich diese Materialien in der Orthopädie bisher nicht als wichtig erwiesen, aber ihre Untersuchung hat Einblicke in den Prozeß der Knochenbindung erbracht, die bei der Entwicklung anderer kalziumhaltiger Substanzen wertvoll waren.

In großem Stil begannen die frühen Arbeiten mit HA Mitte der 70er Jahre [24, 34, 35, 56]. Seitdem legten viele Studien ihren Schwerpunkt auf die Verwendung von HA-Keramiken in dichten und porösen Block- und Partikelformen als Knochenersatzmaterialien für orthopädische, kiefer- und gesichtschirurgische sowie otologische Zwecke [1, 2, 4, 6, 7, 20, 31, 32, 36, 44, 53]. HA-ähnliche Beschichtungen, mittels Plasmaspritzpistole auf metallische Implantate für orthopädische und dentale Zwecke aufgebracht, sind ebenfalls intensiv untersucht worden [9, 10, 19, 21, 22, 54].

Mit diesem wachsenden Interesse am klinischen Einsatz von Knochenersatzmaterialien ging ein immer besseres Verständnis der Reaktion des Knochens auf diese Substanzen einher. Allmählich beginnen wir zu verstehen, welches die Mechanismen der Knochenbindung sind, die mit der Inkorporation dieser Substanzen in den Knochen ablaufen. Trotz dieser Fortschritte ist die Fähigkeit synthetischer Biokeramiken, das Verhalten des natürlichen Knochens zu kopieren, weiterhin beschränkt. Diese Beschränkungen rühren von der Tatsache her, daß die synthetischen Produkte die chemische Zusammensetzung und Struktur des natürlichen Knochenminerals, das ein kalziumarmes Karbonatapatit ist, nicht kopieren, und haben dazu geführt, daß Methoden zur Aufbereitung natürlichen Knochenminerals für den Einsatz als Implantationsmaterial untersucht wurden.

Leistungskriterien und -charakteristika

Knochenersatzmaterialien werden in erster Linie als Füll- und Gerüstmaterial zur besseren Knochenregeneration eingesetzt. Um diese Funktion erfolgreich zu übernehmen, sollte der Knochenersatz als Substrat für die Osteogenese dienen. Dabei wird er in den Wirtsknochen inkorporiert und verhindert dadurch Migration oder Verschiebung gegenüber dem benachbarten Knochen, die den Prozeß der Knochenbildung stören könnten. Es ist die Verbindung zwischen dem Knochen und der Oberfläche des Implantatmaterials, die die Inkorporation des Knochenersatzes erleichtert.

Knochenersatz wird oft eingesetzt, damit benachbarte Knochen nicht in einen Defekt einbrechen. Dabei ist die Belastbarkeit des Knochenersatzmaterials das Kriterium, das für die Feststellung wichtig ist, ob es in dieser Eigenschaft angemessen funktionieren kann. Der Elastizitätsmodul des Implantatmaterials ist wegen seines Einflusses auf die adaptive Neubildung des umgebenden Knochens wichtig. Substanzen, die sehr dicht und steif sind, beeinflussen die Neubildung des umgebenden Knochens negativ und können zu einer nicht anatomischen Neubildung mit Knochenverlust in einigen Bereichen und Verdichtung in anderen führen. Der mit der Implantation von Keramikmaterial mit hohem Modul verbundene Versteifungseffekt kann insbesondere in subchondralen Bereichen problematisch sein, in denen wegen der subchondralen Versteifung die Gefahr besteht, daß der darüberliegende Gelenkknorpel sich abbaut.

Die Resorbierbarkeit des Knochenersatzmaterials kann von Vorteil sein, insbesondere bei Substanzen, deren mechanische Eigenschaften stark von natürlichem Knochen abweichen und deren Langzeitverbleib die Funktion des benachbarten Gewebes gefährden könnte. Allerdings ist es wichtig, daß der Resorptionsprozeß nicht so schnell abläuft, daß die Inkorporation verhindert wird.

Eine weitere potentiell wertvolle Funktion von Knochenersatzmaterial ist die eines Arzneimitteltransportsystems für antimikrobielle oder mitogene (z. B. Wachstumsfaktor) Substanzen. In dieser Hinsicht ist der Oberflächenbereich der Substanz von besonderer Bedeutung, da er festlegt, welche Menge des Arzneimittels durch das Implantat adsorbiert werden kann. Wegen der vorhandenen Zellakunen, Kanälchen, Gefäßwege und des Havers-Lamellen-Systems besitzt deorganifizierter Knochen eine sehr große Oberfläche, die ihn für die Verwendung als Arzneimitteltransportsystem als geeignet erscheinen läßt.

Zu manchen Zwecken muß an der Implantationsstelle möglicherweise später gebohrt werden, um Vorrichtungen zur Fixierung einer Fraktur oder Prothesen anzubringen. Wegen ihrer sehr hohen Dichte und Härte können synthetische HA-Substanzen in solchen Fällen nicht eingesetzt werden. Knochenmaterial ist viel weniger dicht und hart und läßt sich daher leichter bohren.

Die für die Leistung der Knochenersatzmaterialien wichtigen Charakteristika umfassen also mechanische Eigenschaften und die biologische Reaktion (Knochenverbindung und Resorption) auf sie. Um besser zu verstehen, wie Knochenersatzmaterial funktioniert, müssen wir diese Charakteristika mit der chemischen Zusammensetzung und Struktur der Substanzen korrelieren.

Chemische Zusammensetzung und Struktur

Die Bestimmung der chemischen Zusammensetzung und kristallinen Struktur von Knochenersatzmaterial ist wichtig:
1. für Forschungszwecke, um den Zusammenhang zwischen molekularer Struktur und Eigenschaften festzustellen,
2. um die Identität der zum klinischen Einsatz vorgeschlagenen Knochenersatzmaterialien zu verifizieren, und
3. um die Qualität der kommerziell hergestellten Produkte zu kontrollieren.

Die Konzentration von Kalzium, Phosphor und anderen Elementen in einem Knochenersatzmaterial läßt sich mit chemischen Methoden bestimmen. Zur Abklärung, ob bestimmte Moleküle vorhanden sind und eine Knochenverbindung erfolgt, kann die Infrarot(IR)-Spektroskopie von Nutzen sein. Die kristalline Struktur der Substanz kann mit Hilfe von Röntgendiffraktionsverfahren aufgeklärt werden. Diese Methoden sind insbesondere bei der Analyse von Kalziumphosphatverbindungen wegen der großen Variationsbreite in der kristallinen Struktur und der Kationen- und Anionensubstitutionen aufgrund der hochisomorphen Struktur von Apatit wertvoll. Abbildung 1 zeigt Infrarotspektren für eine synthetische HA-Substanz (Calcitite, Calcitek, Inc., San Diego CA, USA) und einen anorganischen Rinderknochen (Bio-Oss, Geistlich-Pharma, Wolhusen, Schweiz). Das IR-Spektrum für den anorganischen Rinderknochen ähnelt dem Spektrum für menschliches Knochenmineral; es zeigt, daß Karbonat vorhanden ist. Außerdem finden sich im IR-Spektrum von natürlichem

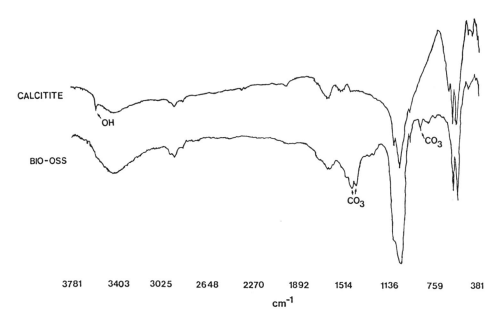

Abb. 1. Infrarotspektren eines synthetischen Hydroxiapatits (Calcitite, Calcitek Inc. San Diego/CA, USA) und eines anorganischen Rinderknochens (Bio-Oss, Geistlich-Pharma, Wolhusen, Schweiz). Wie beim menschlichen Knochen finden sich hier Karbonate und weniger Hydroxylionen als bei synthetischem Hydroxiapatit-Präparat

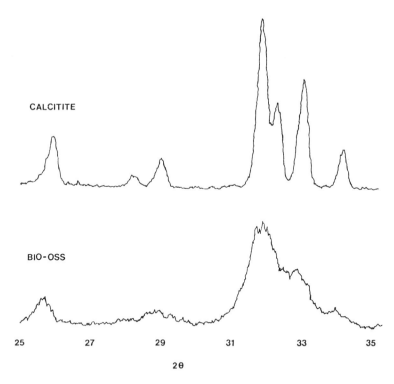

Abb. 2. Typisches hochkristallines Muster von Hydroxiapatit einer Calcitite-Probe und das schwachkristalline Apatitmuster eines natürlichen Knochenminerals

Knochen weniger Hydroxylionen als in dem des synthetischen HA-Präparats. Die Röntgendiffraktionsmuster in Abb. 2 zeigen das typische hochkristalline Muster von HA für die Calcitite-Probe und das schwachkristalline Apatitmuster für natürliches Knochenmineral. Diese Ergebnisse zeigen wichtige Unterschiede zwischen dem synthetischen HA und dem natürlichen Knochenmineral auf. Letzteres ist ein schwachkristalliner karbonathaltiger Apatit. Diese chemischen und kristallinen Eigenschaften können bedeutende Auswirkungen auf die biologische Leistung der Substanzen haben.

Biologische Reaktion

Knochenverbindung („bone bonding")

Einige der ersten Studien, in denen ein Kalziumphosphatkeramikmaterial in der mineralischen Form von HA verwendet wurde, zeigten, daß Knochenapatit sich an der Oberfläche des Implantats ablagerte [35]. Man nahm an, daß von naheliegenden Osteoblasten synthetisierte kollagene Fibrillen zunächst eine Zone zwischen der kalzifizierten Schicht auf dem Implantat und den knochenbildenden Zellen herstellten. Das Kontinuum der hydroxiapatitähnlichen Kristallite wurde dann zwischen dem Kalziumphosphatmaterial und der Matrix des sich neu bildenden Knochens hergestellt. Außerdem gab es Hinweise darauf, daß die unmittelbar an das Implantatmaterial angrenzende Zone ähnliche Glukosaminoglykane enthielt wie die, aus denen die „Grund"- oder „Zement"-Substanz des natürlichen Knochens besteht. Spätere elektronenmikroskopische Untersuchungen zeigten andere ultrastrukturelle Eigenschaften der Grenzfläche zwischen HA-ähnlichen Implantaten und Gewebe [5, 18, 47, 55].

Eine kürzlich durchgeführte Studie [30] verwendete Methoden zur näheren Aufklärung der Zusammensetzung und Struktur von synthetischen HA-Implantaten vor und nach der Implantation in die Weichteile beim Tier. Dabei wurde festgestellt, daß die mineralische Phase, die sich in vivo auf den Implantaten ablagerte, Eigenschaften aufwies, die mit Knochenapatit übereinstimmten. Es zeigte sich, daß die sich ablagernde Substanz ein Karbonatapatit mit einem Elektronendiffraktionsmuster und einem IR-Spektrum ähnlich dem ist, das man bei Knochenmineral erhält. Diese mineralische Phase unterschied sich signifikant von den karbonatfreien synthetischen HA-Keramikimplantaten.

Andere Forscher [12–17, 33, 38, 39, 42, 43, 48, 57] verwendeten in neuerer Zeit In-vitro- und In-vivo-Modelle, um die Ablagerung von biologischem Apatit auf bestimmten Kalziumphosphaten und bioaktiven Glassubstanzen im Verlauf der Knochenverbindung („bone bonding") nachzuweisen. In einer dieser Untersuchungen wurde ausgeführt, daß die Zeit, die in vitro für die Ablagerung von Apatit aus einer „simulierten Körperflüssigkeit" erforderlich ist, mit der relativen Stärke des „bone bonding" an verschiedene bioaktive Glassubstanzen und HA-Substanzen korreliert sein könnte [43].

In-vitro-Studien und Untersuchungen am Tier zeigen, daß biologisches Apatit sich schon bald nach Einbringung von kalziumhaltigen Implantaten in den Körper auf deren Oberfläche ablagert. Diese biologische Apatitschicht dient wahrscheinlich als Substrat für die folgende Proteinadsorption und die Anlagerung von Knochenzellen (Abb. 3). Die Tatsache, daß die Ablagerung von biologischem Apatit eine obligatorische Vorläuferphase für das „bone bonding" ist, deutet darauf hin, daß Implantate, die natürliches Knochenmineral enthalten, schneller in den Wirtsknochen inkorporiert werden können, weil ihre Oberfläche

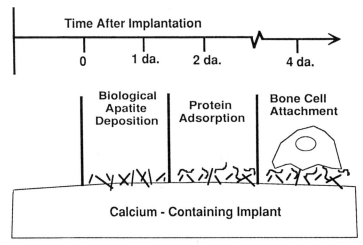

Abb. 3. Schematische zeitliche Darstellung der Verbindung, die Knochen mit einem calciumhaltigen Implantat eingeht

bereits biologisches Apatit enthält. Dies ist einer der Gründe für die Verwendung von anorganischem Rinderknochen als Knochenersatzmaterial.

Auflösung – Fragmentation – Resorption

Im allgemeinen werden die Begriffe „dauerhaft" und „resorbierbar" dazu verwendet, um die beiden großen Gruppen der Knochenersatzstoffe zu bezeichnen. Tatsächlich unterliegen jedoch alle der als dauerhaft bezeichneten Substanzen einem gewissen Grad des biologischen Abbaus, der in Form einer chemisch-physikalischen Auflösung und/oder Fragmentation ablaufen kann (Abb. 4). Der Ausdruck „resorbierbar" wird etwas wahllos gebraucht, um den Verlust von Implantatsubstanz im Laufe der Zeit zu bezeichnen. Streng genommen bedeutet dieser Ausdruck, daß der Abbaumechanismus des synthetischen Materials der gleiche ist wie der bei der Knochenresorption durch die Tätigkeit der Osteoklasten. Dies ist jedoch für die synthetischen Kalziumphosphatsubstanzen nicht nachgewiesen worden.

Die bisher vorliegenden Ergebnisse zeigen, daß TCP einer chemisch-physikalischen Auflösung und Fragmentation unterliegt, deren Geschwindigkeit offensichtlich mit der Dichte des Materials zusammenhängt. Die aus Tierversuchen berichteten stark unterschiedlichen Auflösungsraten weisen darauf hin, daß es Unterschiede in der Chemie und Struktur von Materialien gibt, die allgemein als TCP bezeichnet werden. Der Abbaumechanismus dieser Substanz in vivo ist nicht vollständig geklärt. Das bei Verwendung in bestimmten Fällen beobachtete Auftreten von Makrophagen und vielkernigen Fremdkörperriesenzellen um diese Substanz herum deutet darauf hin, daß TCP-Partikel die Aktivierung von Phagozyten auslösen könnten, die wiederum andere Zellen stimulieren und eine entzündliche Reaktion hervorrufen (s. Abb. 4). Von diesen Zellen produzierte Stoffe könnten den Abbauprozeß beschleunigen.

Obwohl synthetisches HA allgemein als nicht resorbierbares Material angesehen wird, wurde doch festgestellt, daß es ebenfalls einer – wenn auch sehr langsamen – chemisch-physikalischen Auflösung unterliegt. Weil synthetische HA-Substanzen nur in geringem

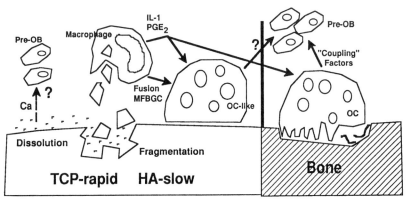

Abb. 4. Verschiedene Mechanismen der Degradation von synthetischem Kalziumphosphat (*MFBGC* multinukleäre Fremdkörperriesenzelle, *OB* Osteoblast, *OC* Osteoklast). *Rechts* ist der normale Knochenumbauprozeß dargestellt

Maße in biologischer Flüssigkeit löslich sind, können sie der Funktion nach als langlebige Implantate betrachtet werden, insbesondere, wenn sie in Knochen inkorporiert werden.

Knochenreaktion auf natürliches Knochenmaterial und synthetisches Hydroxiapatit

Um erstmals festzustellen, wie sich Chemie und Struktur auf die Knochenreaktion auswirken, wurde synthetisches HA (Calcitite) und natürliches Knochenapatit (Bio-Oss) zur Knochenregeneration in ein Tiermodel implantiert [37]. Partikel beider Materialien (Durch-

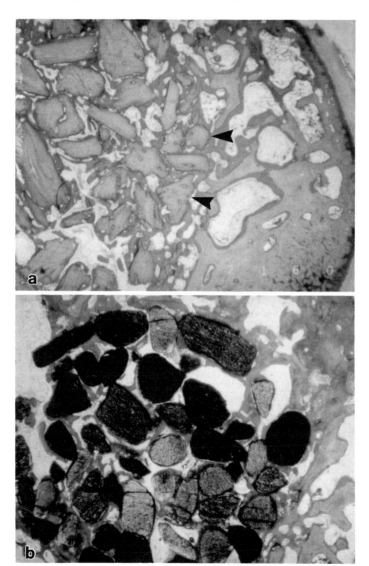

Abb. 5a, b. 40 Tage nach Implantation eines mit natürlichem Knochenmineral gefüllten Defektes zeigt sich ein Trend, der auf erhöhte Knochenneubildung hindeutet

messer 0,5–1,0 mm) wurden in zylindrische Defekte eingebracht, die am Condylus medialis von 30 Kaninchen gesetzt worden waren. Die Tiere wurden 10, 20 oder 40 Tage nach Implantation getötet. Darauf wurde der distale Femur in Formalin fixiert und zur nicht entkalkten Grundschnitthistologie in Plastik gebettet.

Histologisch wurde an der Oberfläche beider Implantatmaterialien 10 Tage nach der Implantation eine Knochenneubildung festgestellt. Der Prozentsatz der Fläche der von neuem Knochen bedeckten Partikel und der Prozentsatz des mit Knochengewebe gefüllten Interstitialraums waren an den Stellen, an denen synthetisches oder natürliches Material implantiert worden war, vergleichbar. Allerdings zeigte sich bei den mit natürlichem Knochenmineral gefüllten Defekten 40 Tage nach Implantation ein Trend, der auf eine erhöhte Knochenneubildung hindeutete (Abb. 5a, b).

Eine Analyse des Gebietsanteils des Implantatmaterials innerhalb der Defekte zeigte eine Abnahme der natürlichen Knochenmineralmenge, eine Feststellung, die darauf hinzudeuten scheint, daß diese Substanz absorbiert worden ist. Die histologische Untersuchung zeigte, daß osteoklastenähnliche Zellen an der Oberfläche des Bio-Oss vorhanden waren (Abb. 6), was auf eine physiologische Neubildung hinweist.

Diese Ergebnisse zeigen, daß im untersuchten Zeitrahmen natürliches Knochenmineral und synthetisches HA vergleichbar schnell inkorporiert wurden. Andere Studien, die kürzere Implantationszeiträume untersuchten, zeigen möglicherweise Unterschiede in der Knochenbildungsrate an der Oberfläche des Implantats. Im Gegensatz zum synthetischen Material scheinen die natürlichen Knochenmineralkristallite von Bio-Oss eine Resorption durch osteoklastenähnliche Zellen zu erfahren.

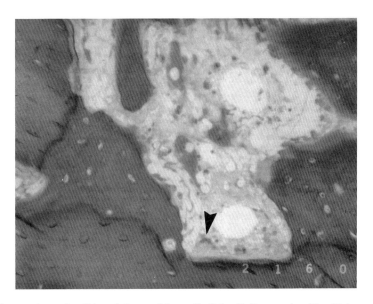

Abb. 6. Histologische Untersuchung bestätigt, daß osteoklastenähnliche Zellen an der Oberfläche des Bio-Oss vorhanden sind, was auf eine physiologische Neubildung hinweist

Zusammenfassung

Untersuchungen zeigen, daß Knochen sich mit vielen Arten von kalziumhaltigen Materialien verbinden kann. Es scheint ein gemeinsamer Mechanismus der Knochenverbindung vorzuliegen, der mit der Ablagerung von biologischem Apatit an der Oberfläche des Implantats zusammenhängt. Wie schnell sich an und um die Implantatoberfläche Knochen bildet, hängt möglicherweise davon ab, wie lange es dauert, bis sich biologisches Apatit ablagert. Im Lichte dieser Feststellung könnten sich Substanzen wie z. B. natürliches Knochenmineral, die bereits biologisches Apatit enthalten, als günstig erweisen.

Die klinische Leistung von Knochenersatzmaterialien hängt von ihren mechanischen Eigenschaften (einschließlich Steife), Porosität und Oberfläche ab. Synthetische HA-Implantate sind sehr dicht und steif und können daher die Neubildung des umgebenden Knochens negativ beeinflussen. Außerdem verhindern ihre Dichte und Härte ein späteres Bohren an der Implantationsstelle. Anorganischer Knochen hat Eigenschaften, die eher denen des natürlichen Knochens ähneln und dürften deshalb weniger problematisch als synthetische HA-Produkte sein. Außerdem läßt die große Oberfläche des anorganischen Knochens dessen Verwendung als Verteilungssystem für antimikrobielle Substanzen und andere Wirkstoffe, z. B. Wachstumsfaktoren, als geeignet erscheinen.

Synthetisches Kalziumphosphatmaterial unterliegt keiner physiologischen Neubildung, die sich durch eine osteoklastenvermittelte Resorption mit anschließender Knochenbildung auszeichnet. Der Nachweis osteoklastenähnlicher Zellen auf der Oberfläche von Bio-Oss deutet darauf hin, daß die Neubildung bei diesen Implantaten aus natürlichem Knochenmineral in einer der Physiologie eher entsprechenden Art und Weise erfolgt. Die einzigartige Chemie und die Struktur des natürlichen Knochenmaterials sprechen ebenfalls für dessen Verwendung als Knochenersatzmaterial.

Literatur

1. Adams D, Williams DF (1985) Bone reconstruction: The use of hydroxyapatites. Denta, Update 241
2. Alling CC (1984) Hydroxyapatite augmentation of edentulous ridges. J Prosthet Dent 52:828
3. Bhaskar SN, Brady JM, Getter L, Grower MF, Driskell T (1971) Biodegradable ceramic implants in bone: Electron and light microscope analysis. Oral Surg 32:336
4. Blatterfein L, Payne SH (1984) Hydroxyapatite augmentation of edentulous ridges. J Prosthet Dent 52:828
5. van Blitterswijk CA, Grote JJ, Kuypers W, Blok-van Hoek CJG, Daems WT (1985) Bioreactions at the tissue/hydroxyapatite interface. Biomaterials 6:243
6. Block MS, Kent JN (1986) A comparison of particulate and solid root forms of hydroxylapatite in dog extraction sites. J Oral Maxillofac Surg 44:89
7. Buchholz RW, Carlton A, Holmes RE (1987) Hydroxyapatite and tricalcium phosphate bone graft substitutes. Orthop Clin North Am 30:49
8. Cameron HU, Macnab I, Pilliar RM (1977) Evaluation of a biodegradable ceramic. J Biomed Mater Res 2:179
9. Cook SD, Thomas KA, Kay JF, Jarcho M (1988a) Hydroxyapatite-coated porous titanium for use as an orthopedic biologic attachment system. Clin Orthop 230:303
10. Cook SD, Thomas KA, Kay JF, Jarcho M (1988) Hydroxyapatite-coated titanium for orthopedic implant applications. Clin Orthop 232:225
11. Cutright DE, Bhaskar SN, Brady JM, Getter L, Posey WR (1972) Reaction of bone to tricalcium phosphate ceramic pellets. Oral Surg 33:850
12. Daculsi G, Hartmann DJ, Heughebaer M, Hamel L, Le Nihouannen JC (1988) In vivo cell interactions with calcium phosphate bioceramics. J Submicrosc Cytol Pathol 20:379

13. Daculsi G, Passuti N, Martin S, Le Nihouannen JC, Brulliard V, Delecrin J, Kerebel B (1989a) A comparative study of bioactive calcium phosphate ceramics after implantation in cancellous bone in the dog. Fr J Orthop Surg 3:43
14. Daculsi G, Passuti N, Hamel L, Frayret JP (1989b) Biointegration of HAP coating titanium implant: structural, ultrastructural and electron microprobe studies. In: Oonishi H, Aoki H, Sawai K (eds) Bioceramics. Ishiyaku Euro America, St. Louis, p 375
15. Daculsi G, LeGeros RZ, Nery E, Lynch K, Kerebel B (1989c) Transformation of biphasic calcium phosphate ceramics in vivo: Ultrastructural and physicochemical characterization. J Biomed Mater Res 23:883
16. Daculsi G, LeGeros RZ, Mitre D (1989d) Crystal Dissolution of biological and ceramic apatites. Calcif Tiss Int 45:95
17. Daculsi G, Passuti N, Martin S, Deudon C, Legeros RZ, Raher S (1990) Macroporous calcium phosphate ceramic for long bone surgery in humans and dogs. Clinical and histological study. J Biomed Mater Res 24:379
18. Ducheyne P, de Groot K (1981) In vivo surface activity of a hydroxyapatite alveolar bone substitute. J Biomed Mater Res 15:441
19. Ducheyne P, Healy KE (1988) The effect of plasma-sprayed calcium phosphate ceramic coatings on the metal ion release from porous titanium and cobalt-chromium alloys. J of Biomed Mater 22:1137
20. Eggli PS, Muller W, Schenk RK (1988) Porous hydroxyapatite and tricalcium phosphate cylinders with two different pore size ranges implanted in the cancellous bone of rabbits: A comparative histomorphometric and histologic study of bony ingrowth and implant substitution. Clin Orthop 232:127
21. Geesink RGT, deGroot K, Klein C (1987) Chemical implant fixation using hydroxy-apatite coatings. Clin Orthop 225:147
22. Geesink RG, deGroot K, Klein CP (1988) Bonding of bone to apatite-coated implants. J Bone Joint Surg [Am] 70:17
23. Griss P, Greenspan DC, Heimke G, Krempien B, Buchinger R, Hench LL, Jentschura G (1976) Evaluation of a bioglass-coated Al_2O_3 total hip prosthesis in sheep. J Biomed Mater Res 7:511
24. deGroot K (1983) Bioceramics of calcium phosphates. CRC, Boca Raton FL
25. Gross U, Strunz V (1985) The interface of various glasses and glass ceramics with a bony implantation bed. J Biomed Mater Res 19:251
26. Gross U, Brandes J, Strunz V, Bab I, Sela J (1981) The ultrastructure of the interface between a glass ceramic and bone. J Biomed Mater Res 15:291
27. Hench LL, Wilson J (1984) Surface-active biomaterials. Science 226:630
28. Hench LL, Wilson J (1986) Biocompatibility of silicates for medical use. Ciba Found Symp 121:231
29. Hench LL, Splinter RJ, Allen WC, Greene TK (1971) Bonding mechanisms at the interface of ceramic prosthetic materials. J Biomed Mater Res 2:117
30. Heughebaert M, LeGeros RZ, Gineste M, Gkuilhem A, Bonel G (1988) Physico-chemical characterization of deposits associated with HA ceramics implanted in nonosseous sites. J Biomed Mater Res 22:257
31. Holmes RE, Buchholtz RW, Mooney V (1986) Porous hydroxyapatite as a bone-graft substitute in metaphyseal defects. J Bone Joint Surg [Am] 68:904
32. Hoogendoorn HA, Renooij W, Akkermans LMA, Visser W, Wittebol P (1984) Long-term study of large ceramic implants (porous hydroxyapatite) in dog femora. Clin Orthop 187:281
33. Hyakuna K, Yamamuro T, Kotoura Y et al. (1989) The influence of calcium phosphate ceramics and glass-ceramics on cultured cells and their surrounding media. J Biomed Mater Res 23:1049
34. Jarcho M (1981) Calcium phosphate ceramics as hard tissue prosthetics. Clin Orthop 157:259
35. Jarcho M, Kay JF, Gumaer KI, Doremus RH, Drobeck HP (1977) Tissue, cellular and subcellular events at a bone-ceramic hydroxyapatite interface. J Bioengineering 1:79
36. Kenney EB, Lekovic V, Carranza Jr FA, Dimitrijeric B, Han T, Takei H (1988) A comparative clinical study of solid and granular. J Biomed Mater Res 22:1233
37. Kita K, Rivin JM, Spector M (1990) Osseous response to natural bone mineral and synthetic hydroxyapatite ceramic (submitted for publication)

38. Kitsugi T, Yamamuro T, Nakamura T, Kokubo T, Takagi M, Shibuya T, Takeuchi H, Ono M (1987) Bonding behavior between two bioactive ceramics in vivo. J Biomed Mater Res 21:1109
39. Kitsugi T, Yamamura T, Nakamura T, Kokubo T (1989) The bonding of glass ceramics to bone. Int Orthop 13:199
40. Klein CPAT, deGroot K, Driessen AA, d Lubbe HBMV (1985) Interaction of biodegradable beta-whitlockite ceramics with bone tissue: An in vivo study. Biomaterials 6:189
41. Klein CPAT, deGroot K, Driessen AA, d Lubbe HBMV (1986) A comparative study of different [beta]-whitlockite ceramics in rabit cortical bone with regard to their biodegradation behaviour. Biomaterials 7:144
42. Kokubo T, Kushitani Y, Ebisawa Y, Kitsugi S, Kotani S, Oura K, Yamamuro T (1989) Apatite formation on bioactive ceramics in body environment. In: Oonishi H, Aoki H, Sawai K (eds) Bioceramics. Ishiyaku Euro America, St. Louis, p 157
43. Kokubo T, Ito S, Huang ZT, Hayashi T, Sakka S (1990) Ca, P-rich layer formed on high-strength bioactive glass-ceramic A-W. J Biomed Mater Res 24:331
44. Legeros RZ (1988) Calcium phosphate materials in restorative dentistry: A review. Adv Dent Res 2:164
45. Mors WA, Kaminski EJ (1977) Osteogenic replacement of tricalcium phosphate ceramic implants in the dog palate. Arch Oral Biol 20:365
46. Nery EB, Lynch KL (1978) Preliminary clinical studies of bioceramic in periodontal osseous defects. J Peridontol 49:523
47. Ogiso M, Tabata T, Hidaka T (1986) Ostogenesis of 5-type dense apatite granules and 3-type porous apatite granules and effect of macrophages. Proceedings of the 12th Annual Meeting of the Society for Biomaterials 58
48. Passuti N, Daculsi G, Rogez JM, Martin S, Bainvel JV (1989) Mascroporous calcium phosphate ceramic performance in human spine fusion. Clin Orthop 248:169
49. Peltier LF (1961) The use of plaster of Paris to fill defects in bone. Clin Orthop 21:1
50. Rejda BV, Peelen JGJ, de Groot K (1977) Tri-calcium phosphate as a bone substitute. J Bioeng 1:93
51. Renooij W, Hoogendoorn HA, Visser WJ et al. (1985) Bioresorption of ceramic strontium-85-labeled calcium phosphate implants in dog femora: A pilot study to quantitate bioresorption of ceramic implants of hydroxyapatite and tricalcium orthophosphate in vivo. Clin Orthop 197:272
52. Rueger JM, Siebert HR, Schmidt H, Pannike A (1986) Observation on bone-formation-sequence elicited by the implantation of bone gelatine together with calciumphosphate compounds. In: Christel P, Meunier A, Lee AJC (eds) Biological and Biomechanical Performance of Biomaterials. Elsevier Science, Amsterdam, p 45
53. Sapkos SW (1986) The use of periograf in periodontal defects: Histological findings. J Periodontol 57:7
54. Thomas KA, Cook SD, Haddad RJJ, Kay JF, Jarcho M (1989) Biologic response to hydroxylapatite-coated titanium hips. A preliminary study in dogs. J Arthroplasty 4:43
55. Tracy BM, Doremus RH (1984) Direct electron microscopy studies of the bone-hydroxylapatite interface. J Biomed Mater Res 18:719
56. Winter M, Griss P, deGroot K, Tagai H, Heimke G, Dijk v HJA, Sawai K (1981) Comparative histocompatibility testing of seven calcium phosphate ceramics. Biomaterials 2:159
57. Yamamuro T, Nakamura T, Higashi S et al. (1983) Artificial bone of use as a bone prosthesis. Prog Artificial Organs 810

Zur Problematik der Knochenersatzstoffe: Histophysiologie des Knochenumbaus und der Substitution von Knochenersatzstoffen

R. K. Schenk

Pathophysiologisches Institut der Universität Bern, Murtenstraße 35, CH-3010 Bern

Unter den Begriff *Knochenersatzstoff* fallen Materialien mit ganz verschiedenem Eignungsprofil. Auf der einen Seite stehen Substanzen, die v. a. die anatomische Form und die mechanische Funktion der zu ersetzenden Knochenanteile wiederherstellen sollen. Solche Suzbstanzen haben *Implantatcharakter*. Gefordert werden eine möglichst gute Langzeitverträglichkeit, dem Knochen vergleichbare mechanische Eigenschaften sowie eine Form- und Oberflächengestaltung, die eine solide Primärverankerung gewährleistet und die nötigen Voraussetzungen für die definitive Stabilisierung durch direkten Knochenanbau schaffen. Sie sollen auch gewährleisten, daß die mit ihrem Einbau erzielte Strukturverbesserung nicht durch spätere Resorptions- und Umbauvorgänge verloren geht. In diese Kategorie fallen z. B. nicht resorbierbare Kalziumphosphatkeramiken, wie sie zum Aufbau eines Alveolarwulstes im zahnlosen Kiefer verwendet werden.

Im Gegensatz dazu stehen Knochenersatzstoffe, die ganz oder teilweise an die *Stelle eines Knochentransplantats* treten sollen. Die folgenden Ausführungen sind auf diese Gruppe beschränkt. Von diesen Knochenersatzstoffen wird erwartet, daß sie rasch von Gefäßen und Knochengewebe durchwachsen und im Zuge des anschließenden Umbaus möglichst vollständig durch neugebildeten Knochen substituiert werden. Voraussetzungen dazu sind neben einer ausgezeichneten Gewebeverträglichkeit die Fähigkeit, dem einwachsenden Knochen als Leitgerüst zu dienen (Osteokonduktion), und eine gute Resorbierbarkeit durch die am Knochenumbau beteiligten Osteoklasten.

Der Erfolg des knöchernen Ein- und Durchbaus und das Ausmaß der Substitution hängen entscheidend von der Abstimmung auf die *Dynamik der Knochenbildung und des Knochenumbaus* ab. Ziel dieser Arbeit ist es, die histophysiologischen Grundlagen dieser biologischen Vorgänge aufzuzeigen und zu der Inkorporation der Knochenersatzstoffe in Beziehung zu setzen. Daraus ergeben sich auch Richtlinien für die Beurteilung tierexperimenteller Ergebnisse und klinischer Beobachtungen.

Aktivierung und Vorbedingungen der Knochenbildung

Jede Traumatisierung des Knochengewebes, sei es durch eine Defektsetzung, eine Fraktur oder durch das Einbringen von Implantaten oder Transplantaten, löst eine lokale *Aktivierung der Knochenbildung* aus. Diese wird im Gegensatz zu den Umbauvorgängen nicht von einer osteoklastischen Resorptionsphase eingeleitet. Sie setzt bereits nach Stunden, spätestens nach Tagen ein und weist während der ersten 2 Monate ihre höchste Intensität auf. Die Aktivierung der Knochenbildung – die oft auch als ein Induktionsvorgang aufgefaßt wird – ist das Resultat eines komplexen Zusammenspiels verschiedener Faktoren, auf die hier nur summarisch hingewiesen werden kann. Zur direkten oder indirekten Knochenbildung kompetente, sog. determinierte oder undeterminierte Osteoprogenitorzellen werden durch *Mitogene* zur Proliferation angeregt. *Induktionsstoffe*, wie die Gruppe der „bone morphogenetic proteins" (BMP-Familie) und eine zunehmende Anzahl von Wachstumsfaktoren (z. B. TGF-B) lösen die Differenzierung dieser Zellen zu Osteo- und/oder Chondroblasten aus; *Stimulatoren*, etwa IGF-1, fördern Synthese und Extrusion der organischen Matrix der Stützgewebe.

Für den Aufbau von Knochengewebe muß eine ganze Reihe von Vorbedingungen erfüllt sein, die den mit der Frakturheilung vertrauten Traumatologen und Orthopäden bestens bekannt sind. Dazu gehört eine *reichliche Gefäßversorgung*, denn Osteoblasten können ihre Aufgabe nur in unmittelbarer Nachbarschaft zu Blutkapillaren erfüllen. Knochenbildung erfordert überdies eine *stabile Unterlage*, eine Forderung, die bereits bei den embryonalen Ossifikationsprozessen und während des Wachstums erfüllt wird. Struktur und Qualität des neugebildeten Knochengewebes hängen zudem stark von der *Intensität der appositionellen Knochenbildung* ab. Hier liegt ein entscheidender, relativ wenig beachteter Unterschied zwischen dem als „primitiv" eingestuften Faserknochen (Geflechtknochen) und dem höher differenzierten Lamellenknochen. Knochenlamellen mit ihren parallel zur Oberfläche angeordneten, die Verlaufsrichtung von Lamelle zu Lamelle ändernden kollagenen Fibrillen werden durch die Osteoblasten mit einer täglichen Appositionsrate von rund 1 μm abgelagert. Dieser Wert stellt für das Auffüllen von Defekten und Spalträumen mit reinem Lamellenknochen einen limitierenden Faktor dar. Im Gegensatz dazu kann Faserknochen von einer festen Unterlage aus in Form von Bälkchen oder Leisten gewissermaßen raumgreifend auswachsen und Gerüste bilden, die später durch lamelläre Knochenapposition verstärkt werden. Damit lassen sich in kurzer Zeit wesentlich größere Spalten überbrücken, da der tägliche Fortschritt nicht mehr von der Matrixapposition, sondern von der Rekrutierung neuer Osteoblasten abhängt. Am Beispiel der periostalen Apposition an der Diaphysenkompakta läßt sich dieses Prinzip mittels Fluoreszenzmarkierung am physiologischen Wachstum eindrücklich demonstrieren (Abb. 1a,b).

Aus der Heilung von Kortikalisdefekten [15, 29], stabil fixierten Frakturspalten [28] und experimentellen Untersuchungen an Hüftpfannen [10] ist bekannt, daß die *Spaltbreite* eine maßgebliche Rolle bei der Überbrückung von Defekten spielt. So können Distanzen von mehr als 1 mm durch Knochenneubildung nicht mehr „mit einem Sprung" überbrückt werden („osteogenic jumping distance" [10]), und damit vermindert sich auch die Chance, daß eine Implantatoberfläche innerhalb günstiger Frist vom Knochenanbau erreicht wird.

Zum Einbau und Durchbau von Knochenersatzstoffen („bone ongrowth" and „bone ingrowth")

Der Einbau (Inkorporation) von Knochenersatzstoffen folgt im wesentlichen den von den Implantaten her bekannten Prinzipien. Die beiden entscheidenden Bedingungen sind *Formschluß* und *Primärstabilität*. Erreicht werden sie durch den „Preßsitz", d. h. durch ein so genaues Einpassen und Einpressen, daß mit einer über einige Wochen anhaltenden mechanischen Ruhe im Implantatbett gerechnet werden kann. „Absolut" kann diese Stabilität nie sein, besonders dann nicht, wenn es um das Auffüllen größerer Defekte geht. Eine von Fall zu Fall zu definierende „adäquate Belastung" soll aber gewährleisten, daß im Implantat- oder Transplantatbett entlang der Kontaktzonen keine Relativbewegungen auftreten. Diese würden die direkten Ossifikationsvorgänge in Frage stellen, auf die man für eine primäre knöcherne Einheilung angewiesen ist. Ein präziser Formschluß sollte überdies etwaige Restspalten auf eine Breite von weniger als 1 mm reduzieren.

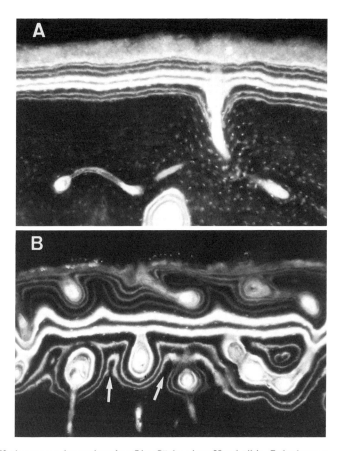

Abb. 1A, B. Appositionelles Wachstum an der periostalen Oberfläche einer Hundetibia. Polychrome Sequenzmarkierung in wöchentlichen Abständen während 2 Monaten. Fluoreszenzmikroskopische Aufnahmen, Maßstab 140:1. **A** Bildung äußerer Grundlamellen durch rein lamelläre Knochenapposition. Die tägliche Appositionsrate beträgt beim Hund 1,5–2 μm. Innerhalb von 8 Wochen wurde eine Schicht von 0,1 mm (100 μm) Dicke angebaut. **B** Im gleichen Schnitt war an einer anderen Stelle die Knochenapposition intensiver und mit der Formation von primären Osteonen verbunden. Diese basiert auf der Ausbildung von Wülsten und Leisten aus Faserknochen *(Pfeile)*. Dieses Wachstumsmuster führt innerhalb von 8 Wochen zum Aufbau einer Schicht von 0,35 mm (350 μm) Dicke

Eine weitere, entscheidende Rolle spielen die *Oberflächeneigenschaften* der Ersatzstoffe. Diese hängen in erster Linie von der *Gewebeverträglichkeit* des Materials, aber auch vom *Mikro-* und *Makrorelief* der Oberfläche ab (für eine eingehende Diskussion sei auf die Monographie von Katthagen [16] verwiesen).

Daß Knochenersatzstoffe bioinert sein müssen, ist eine Selbstverständlichkeit. Darüber hinaus sollen sie über Eigenschaften verfügen, die es ermöglichen, mit dem auf ihrer Oberfläche abgelagerten Knochengewebe eine echte chemische Verbindung einzugehen. Diese auch als *Bioaktivität* bezeichnete Eigenschaft ermöglicht einen „stoffschlüssigen Knochenanbau" (engl. „bonding"). In diesem Sinne bioaktiv sind praktisch alle synthetischen oder aus Knochen, Korallen etc. gewonnenen anorganischen Kalziumverbindungen. Die Oberfläche derartiger Stoffe scheint für den Knochenanbau attraktiv zu sein (osteotrope bzw. osteophile Oberflächen). Es ist aber fraglich, ob der Knochenanbau damit über eine größere Distanz hinweg stimuliert werden kann und so die „Sprungweite" erhöht wird. Bioaktivität darf aber nicht mit Induktionsvermögen verwechselt werden, bei dem es sich um die Fähigkeit handelt, auch in einem Gebiet mit fehlendem oder schwachem osteogenetischem Potential eine Knochenneubildung auszulösen.

Zum Einfluß der *Oberflächenqualität* auf den direkten Knochenanbau liegt eine große Zahl von Untersuchungen vor. An aus Titan und anderen Metallen gefertigten Implantaten hat sich gezeigt, daß das sog. Mikrorelief, d. h. Rauhigkeiten der Oberfläche im Bereich von 1–50 μm im Vergleich zu polierten Oberflächen, eine wesentlich bessere Haftung des Knochen- und Bindegewebes an der Metalloberfläche bewirkt. Derartige Oberflächen können durch Sandstrahlen oder Plasmabeschichtung gewonnen werden. Die mit dieser Reliefierung erzielte Haftung wird im mechanischen Test (Ausdreh- oder Ausstoßversuch) vom stoffschlüssigen Knochenanbau, wie er bei apatitbeschichteten Implantaten vorliegt, noch übertroffen. Für die aus apatitähnlichen Materialien bestehenden Knochenersatzstoffe ergeben sich bei einem guten Preßsitz ähnlich günstige Voraussetzungen für eine problemlose Verankerung und knöcherne Inkorporation.

Der *knöcherne Durchbau* („bone growth") von Knochenersatzstoffen hängt von der als *Osteokonduktion* bezeichneten Fähigkeit ab, als *Leitgerüst* zu dienen. In bezug auf die Architektonik und Dimensionierung stellt die Knochenspongiosa in dieser Hinsicht eine Idealstruktur dar. Es sei deshalb an die für den menschlichen Beckenkamm als häufigstem Entnahmeort ermittelten Kenndaten erinnert. Der Anteil des Knochengewebes am Gesamtvolumen beträgt altersabhängig etwa 20–25 %, der mittlere Durchmesser der Knochenbälkchen oder Knochenplatten liegt bei 200–240 μm, bei einem mittleren Durchmesser der intertrabekulären, weitmaschig miteinander kommunizierenden Markräume von 500–800 μm. Diese räumliche Kontinuität der intertrabekulären Räume schafft auch ohne eine begleitende osteoklastische Resorption ausgezeichnete Voraussetzungen für das Einsprossen von Blutgefäßen und Begleitzellen, die von einer Verstärkung der Trabekel durch Knochenanbau und im Falle einer Kortikalisrekonstruktion von einer lamellär-konzentrischen Auffüllung der Markräume gefolgt wird. Im Hinblick auf die Verwendung homologer Spongiosa ist aber darauf hinzuweisen, daß in den intertrabekulären Räumen verbleibendes, durch Einfrieren oder autoklavieren konserviertes Knochenmark diese Revitalisierung erschweren oder blockieren kann.

Mit den Kenndaten der Spongiosa können alle bis jetzt bekannten Knochenersatzstoffe schon wegen ihrer mechanischen Eigenschaften nicht mithalten. Die Knochensubstanz ist ein bis in den makromolekularen Bereich durchorganisierter Verbundbau aus zugfesten kollagenen Fibrillen und festen Apatitkristallen. Mit der anorganischen Phase allein kann die Festigkeit des Knochengewebes auch nicht annähernd erreicht werden. Um den physiologischen Belastungen in einem Implantatbett einigermaßen gewachsen zu sein, ist deshalb bei Kalziumphosphatkeramiken eine Volumendichte von mindestens 50 % erforderlich [16, 20].

Noch mehr ins Gewicht fallen aber strukturelle Unterschiede. Der Konduktivität von Spongiosa vergleichbar sind noch am ehesten gewisse Korallen [11, 31]. Die Porosität synthetischer Kalziumphosphatkeramiken beruht hingegen auf der Präsenz von blasenartigen, mehr oder weniger sphärischen Hohlräumen, die miteinander nur durch sehr feine Poren, oft auch gar nicht in Verbindung stehen. Dieser Umstand muß bei der Beurteilung der Porengröße berücksichtigt werden. Eine oft zitierte Arbeit [17] hält fest, daß für das Einwachsen von Bindegewebe ein minimaler Porendurchmesser von 5–15 µm notwendig ist. Mineralisiertes Knochengewebe kann sich erst in Poren mit rund 100 µm Durchmesser entwickeln, und erwartungsgemäß ist für die Ausbildung osteoähnlicher Strukturen ein Porendurchmesser von 200 µm erforderlich. Auch für poröse Metallbeschichtungen wurden ähnliche Werte ermittelt [2, 9]. Für den knöchernen Durchbau spielen auch Präsenz und Durchmesser der interporösen Verbindungen eine entscheidende Rolle. Bei nicht resorbierbaren Materialien wird dieses Kriterium tatsächlich zum begrenzenden Faktor [18]. Dies konnte auch in anderen Tierexperimenten bestätigt werden [5], bei denen sich eine feinporige Modifikation von Kalziumphosphatkeramik (50–100 µm) aufgrund der zahlreicheren interporösen Verbindungen einem großporigen Substrat (200–400 µm) in bezug auf die Eindringtiefe in den ersten Monaten als überlegen erwies.

Entscheidend für den Erfolg eines knöchernen Durchbaus ist schließlich die *Resorbierbarkeit der Knochenersatzstoffe*. In dieser Hinsicht bestehen innerhalb der Gruppe der Kalziumphosphatkeramiken grundlegende Unterschiede. *Hydroxiapatit* (HA) ist praktisch nicht resorbierbar [12, 19, 25]. Bei den porösen Formen beschränkt sich die Knochenbildung auf das Auffüllen der vorgegebenen Hohlräume, soweit diese von der Oberfläche aus überhaupt zugänglich sind. *Trikalziumphosphat* (TCP) dagegen kann durch Riesenzellen und Makrophagen abgebaut werden [1, 3, 6, 23, 32]. Damit werden bestehende Lücken in den interporösen Septen erweitert und geschlossene Trennwände durchbrochen. Das Resultat ist ein vergleichsweise schnellerer knöcherner Durchbau. Aufgrund der positiven tartratresistenten sauren Phosphatasereaktion (TRAP) lassen sich die resorbierenden Riesenzellen als Osteoklasten identifizieren [5]. Dabei ist es wichtig, daß diese Resorptionsvorgänge bereits in den ersten 2 postoperativen Monaten in Gang kommen, d. h. in der Periode, in der die durch den Eingriff ausgelöste Aktivierung der Knochenbildung am intensivsten ist.

Knochenumbau und Substitution der Knochenersatzstoffe

Die mineralisierte Knochensubstanz wird auch im erwachsenen Skelett laufend durch kontinuierliche Umbauvorgänge erneuert (Remodeling). Sowohl in der Kompakta als auch in der Spongiosa liegen diesem Prozess mikroskopische „Umbaueinheiten" zugrunde (Abb. 2a–c), in denen Knochenresorption und Knochenbildung räumlich und zeitlich gekoppelt ablaufen [22]. Die daran beteiligten Zellen – Osteoklasten, Osteoblasten und ihre Vorstufen, aber auch die sie versorgenden Blutkapillaren – hat Frost [7, 8] unter dem Kürzel *BMU* (ursprünglich: „basic multicellular unit", später auch „bone metabolizing unit") zusammengefaßt. Besonders an den *kortikalen Umbaueinheiten*, denen im Zuge des Haversschen Umbaus die Konstruktion neuer Osteone obliegt, läßt sich die Dynamik der Umbauvorgänge auf der zellulären und geweblichen Ebene durch Fluoreszenzmarkierung erfassen. Beim Menschen rechnet man mit einer osteoklastischen Resorptionsrate von rund 50 µm/Tag gegenüber der bereits erwähnten osteoblastischen Knochenapposition von 1 µm/Tag [14, 27]. Angesichts dieser Zahlen mag das Umsatzvolumen an Knochensubstanz als geringfügig erscheinen. Der entscheidende Beitrag an eine Materialerneuerung, wie sie beispielsweise nach Frakturen in avaskulär gewordenen Fragmentenden eintritt, beruht bei unveränderter Leistung der Einzelzellen auf der Aktivierung bzw. Rekrutierung neuer Umbaueinheiten,

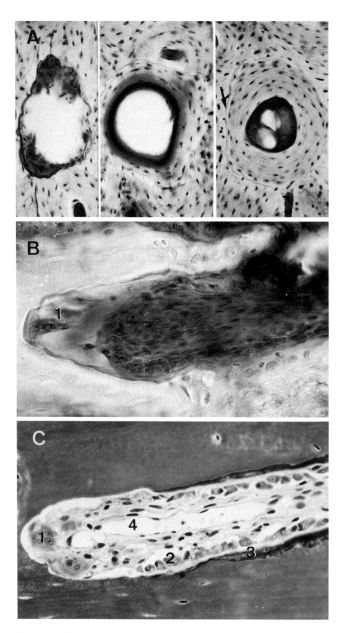

Abb. 2A–C. Osteonerneuerung und kortikale Umbaueinheiten. **A** Bildung neuer Osteone im unentkalkten Diaphysenquerschnitt nach Färbung in basischem Fuchsin, 220:1. *Links* Resorptionskanal, *Mitte* Auffüllung durch zentripetale Ablagerung von Knochenlamellen, *rechts* voll ausgebildetes Sekundärosteon. Die Kittlinie *(Pfeil)* gibt die Wand des ursprünglichen Resorptionskanals an. **B** Längsschliff durch die Spitze einer Umbaueinheit. Im 80-100 μm dicken Knochenschliff tritt die Osteoklastenstaffel *(1)* besonders deutlich hervor (220:1). **C** Unentkalkter Mikrotomschnitt (5 μm) durch die Spitze einer Umbaueinheit. Kupplung von Resorption und Formation. Trichromfärbung nach Goldner, 220:1. *1* Osteoklasten, *2* Osteoblasten, *3* Osteoidsaum, *4* Gefäßschlinge. (Aus Schenk 1978)

deren prozentualer Anteil am Gesamtbestand der Osteone von physiologisch 2–3 % auf 50–60 % ansteigen kann [28]. Diese Rekrutierung hat im zeitlichen Ablauf ein charakteristisches Profil: Auf die Aktivierung (durch Fraktur, Operation etc.) folgt eine Latenzphase von 3–4 Wochen, bis die osteoklastische Resorptionsphase in Gang kommt. An diese gekoppelt setzt nach einem Intervall von wenigen Tagen die Knochenbildung ein. Aus dem Leistungsunterschied zwischen Osteoklasten und Osteoblasten resultiert temporär eine erhöhte Porosität der Kortikalis, die erst nach 2–3 Monaten mit dem völligen Auffüllen der Resorptionskanäle wieder korrigiert wird. Nach diesem Zeitpunkt klingt auch die Rekrutierung der Umbaueinheiten wieder ab und nähert sich nach 6–12 Monaten wieder den wesentlich niedrigeren physiologischen Werten. Für eine eingehendere Diskussion der Dynamik der kortikalen Umbauvorgänge sei auf frühere Arbeiten verwiesen [26, 27]. Analoge, in ihrer Form zwar modifizierte, in der Dynamik aber vergleichbare Umbauvorgänge spielen sich auch entlang der Trabekeloberflächen in der Spongiosa ab. Ihr Resultat ist nicht nur eine Materialerneuerung, sondern oft auch ein Umbau des Spongiosagerüsts im Sinne einer funktionellen Adaptation (Wolff-Gesetz).

Es ist anzunehmen, daß die knöcherne Substitution von Knochenersatzstoffen formal und im zeitlichen Ablauf den gleichen physiologischen Gegebenheiten folgt. Das Ausmaß der Substitution bestimmt, wie gut das angebotene Material im Knochengewebe integriert wird. Die Schlüsselrolle spielt dabei die *Resorbierbarkeit*. Sie muß durch Osteoklasten vollziehbar sein und sollte im zeitlichen Ablauf möglichst der Knochenresorption entsprechen. Abweichungen davon stellen das durch die Koppelung von Resorption und Formation in den Umbaueinheiten gewährleistete Gleichgewicht in Frage. Eine zu leichte Resorbierbarkeit wird in der Umbauphase die Integrität des Leitgerüsts gefährden, eine schlechte Resorbierbarkeit bedeutet Persistenz des eingebrachten Materials und beeinträchtigt den Aufbau einer kontinuierlichen Knochenstruktur. Wohl die Mehrzahl der Knochenersatzstoffe, an denen derzeit gearbeitet wird, sind der 2. Gruppe zuzurechnen.

Das histologische Bild und die Konsequenzen dieser Umbauvorgänge sollen abschließend an einigen Befunden verdeutlicht werden, die aus vergleichenden tierexperimentellen Studien stammen, bei denen poröse Keramiken aus Hydroxiapatit (Ceros 80) und Trikalziumphosphat (Ceros 82) zum Einsatz kamen.

Aus dem Material, das der bereits zitierten Arbeit von Eggli et al. [5] zugrunde liegt, stammt der 1. Vergleich. Die relativ kleinen Zylinder mit einem Durchmesser von 3 mm waren über eine Zeitspanne von 6 Monaten in der Spongiosa der Femurkondylen von Kaninchen implantiert. Porosität und Porendurchmesser waren identisch (60 %, 200–400 µm). Bei den Aufnahmen (Abb. 3a, b) handelt es sich um Mikroradiographien von Schliffen mit einer Schichtdicke von 80 µ, auf denen die Kontinuität der Strukturelemente besonders deutlich in Erscheinung tritt. Auf der anderen Seite kommt es zu Überlagerungseffekten, die einen Teil der Poren maskieren (Abb. 3a). Im Hydroxiapatit ist praktisch keine Resorption eingetreten, die Knochenbildung beschränkt sich auf einen einwandfreien Einbau des Probekörpers und ein partielles Auffüllen seiner Poren. Die implantierte Keramik bleibt als Leitgerüst erhalten, das Knochengewebe ist lediglich Füllmaterial. Die Festigkeit eines solchen Verbundes wird maßgeblich von der relativ hohen Brüchigkeit des Apatits beeinflußt. Ganz anders präsentiert sich nach der gleichen Zeitspanne der Zylinder aus Trikalziumphosphat (Abb. 3b): Das Implantatmaterial ist gut zur Hälfte resorbiert. Damit wird nicht nur der Volumenanteil des Leitgerüsts reduziert, sondern es wird auch in diskontinuierliche Fragmente aufgeteilt. Seine Reste sind fast vollständig von Knochengewebe umschlossen,

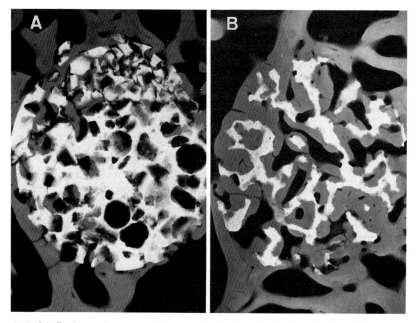

Abb. 3A, B. In die Femurcondylen von Kaninchen implantierte Probezylinder aus poröser Kalziumphosphatkeramik. Versuchsdauer 12 Monate. Mikroradiographien, 25:1. **A** Zylinder aus Hydroxiapatit (Ceros 80), Porosität 60%, Porendurchmesser 200–400 μm). Nach 4 Monaten guter Einbau und partielle Auffüllung der Poren, aber keine Substitution. **B** Zylinder aus Trikalziumphosphat (Ceros 82) mit der gleichen Spezifikation. Partielle, gleichmäßig über die Querschnittfläche verteilte Substitution

das ein kontinuierliches Trabekelwerk bildet. Es ist anzunehmen, daß das mechanische Verhalten dieses Gefüges dem Knochen weit ähnlicher ist als im Falle des Hydroxiapatit.

In der Knochenkompakta spielen sich analoge Vorgänge ab. An der Tibia von Hunden wurden Probezylinder mit einem Durchmesser von 5 mm in entsprechende Kortikalisdefekte eingebracht (Abb. 4a, b). Nach 12 Monaten sind die Poren des aus Hydroxiapatit bestehenden Zylinders durch Knochen vollständig ausgefüllt, die ursprüngliche Struktur der porösen Keramik ist praktisch noch unverändert erhalten. Der Trikalziumphosphatzylinder ist aber bereits weitgehend von longitudinalen Osteonen durchgebaut und an die ursprüngliche Kortikalisstruktur angeglichen. Auch hier ist das Knochengewebe im Defektbereich wieder zur Leitstruktur geworden.

Noch größere Trikalziumphosphatzylinder wurden von Auer[1] an Pferden getestet. Der Durchmesser betrug 11 mm, die Länge 25 mm, verwendet wurde die von Eggli et al. [5] getestete feinporige Modifikation (50–100 μm) des Ceros 82. Implantiert wurde in den distalen Kondylus und in die Metaphyse von Metatarsal- und Metakarpalknochen. Die Versuchsdauer betrug 6 und 12 Monate. Die histologische Aufarbeitung und Auswertung erfolgt z. Z. bei uns und ist noch nicht vollständig abgeschlossen. Die Aufnahmen (Abb. 5a–g) stammen von einem 12 Monate in der Metaphyse liegenden Zylinder. Er zeigt

---

[1] Prof. Jörg A. Auer, Chirurgische Klinik, Kantonales Tierspital, 8027 Zürich (früher Texas Veterinary Medical Center, College Station, Texas).

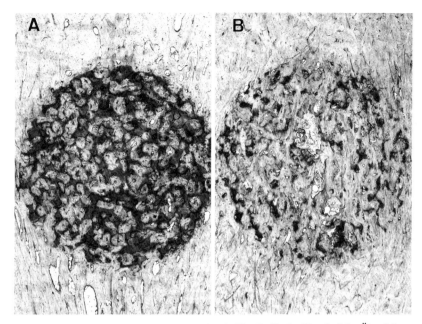

Abb. 4A, B. Implantation von Kalziumphosphatkeramik in die Kortikalis der Hundetibia. Überfräste, unentkalkte Knochenschnitte nach Oberflächenfärbung mit Toluidinblau, 25:1. **A** Beim Hydroxiapatit bleibt die Keramikstruktur unverändert erhalten, bei gutem Einbau des Zylinders und gleichmäßiger Auffüllung seiner Poren. **B** Trikalziumphosphat wird durch einen longitudinalen Durchbau mit neuen Osteonen zum großen Teil substituiert

das bisher beste Resultat, insbesondere was die Homogenität des Ausgangsmaterials und des knöchernen Durchbaus betrifft. In der Übersicht (Abb. 5a) treten die Konturen des Zylinders deutlich hervor. Im spongiösen Bereich erfolgt die Abgrenzung durch eine kräftige, kontinuierliche Knochenplatte, die auch die Oberflächenzone der Keramik durchdringt. Die Substitution ist in den zentralen Bezirken am weitesten fortgeschritten. Schon in der Übersicht ist die Rekonstruktion einer Spongiosa erkennbar. Ihre Trabekel enthalten immer noch Einschlüsse aus TCP, die Vergleichsaufnahmen der ursprünglichen Keramikstrukturen (Abb. 5f) belegen aber visuell die durch eine morphometrische Auswertung belegte Tatsache, daß in diesem Bezirk bereits 90% des TCP-Gerüsts abgebaut sind (Tabelle 1). Die Umbauvorgänge sind noch im Gang, die Ausdehnung der Resorptions- und Anbauzonen (Abb. 5g) ist aber im Vergleich zur umgebenden Spongiosa nur noch wenig größer. Der im Kortikalisbereich gelegene Teil des Zylinders ist zu einer Kompakta umgestaltet (Abb. 5b, c). Sie besteht zu etwa 80% aus rekonstruierten Osteonen, die TCP-Reste nehmen die Position von Schaltlamellen (interstitiellen Lamellen) ein. Auch hier ist die Umbaurate noch leicht erhöht, aber bereits nach 1 Jahr sind über 80% des eingebrachten TCP durch Knochen ersetzt. Was offen bleibt, ist das Schicksal dieses Materials. Ein Teil ist sicher als Kalzium- und Phosphationen in Lösungen gegangen. Zahlreich sind aber immer noch die Histiozyten, die vollgepropft mit feinen Keramikgranula in den intertrabekulären Räumen und den Havers-Kanälen liegen. Anzeichen einer Fremdkörperreaktion fehlen, und die histologische Untersuchung der regionalen Lymphknoten ergab keinen Hinweis auf ein Abwandern der Speicherzellen auf dem Lymphweg.

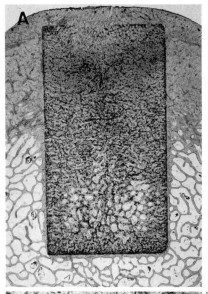

Abb. 5A–G. In die Metaphyse eines Pferdemetatarsus implantierter Zylinder mit einem Durchmesser von 11 mm und 25 mm Länge aus Trikalziumphosphat (Ceros 82, Porosität 60%, Porendurchmesser 50–100 μm). Liegezeit 12 Monate. Überfräste Querschnitte nach Oberflächenfärbung mit Toluidinblau.
A Übersichtsaufnahme eines Querschnitts, 5:1. Die Umrisse des Probekörpers sind noch deutlich erkennbar, im Zentrum ist es zur Wiederherstellung einer Spongiosa und Kompakta gekommen.
B, C Ausschnitte aus der kompakten Zone bei Vergrößerungen von 40:1 bzw. 100:1. Der größte Teil des Trikalziumphosphats ist durch Osteone ersetzt, ein Teil davon *(R)* ist noch im Aufbau. Reste des TCP liegen in der Position von Schaltlamellen.
D, E Vergleichsaufnahmen der Ausgangsstruktur der porösen Keramik bei den gleichen Vergrößerungen (40:1 und 100:1). **F, G** Rekonstruierte Spongiosa aus den zentralen Bezirken. Trabekel mit eingeschlossenen TCP-Resten *(T)*. Histiozyten *(Pfeil)* mit gespeicherten TCP-Granula. An den Trabekeloberflächen sind Resorption *(R)* und Knochenbildung *(F)* an einzelnen Stellen noch im Gang. (Vergrößerungen 40:1 und 100:1)

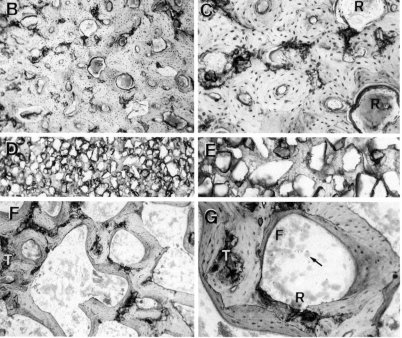

Tabelle 1. Substitution von Trikalziumphosphat in der Metaphyse eines Metakarpus beim Pferd 12 Monate nach der Implantation (Prozentvolumendichte)

Spongiosa	Normal	Substituiert
Knochengewebe	37,7	40,1
Markraum	62,3	53,8
Trikalziumphosphat (TCP)	–	6,1
Volumendichte des Ausgangsmaterials		57,7
Resorbierter Anteil des TCP in %		90,4
Kompakta	Normal	Substituiert
Knochengewebe	94,3	81,0
Gefäßkanäle	5,7	7,8
Trikalziumphosphat (TCP)	–	11,1
Volumendichte des Ausgangsmaterials		57,2
Resorbierter Anteil des TCP in %		83,8

Zusammenfassung

Das vorliegende Übersichtsreferat hat zum Ziel, einige grundlegende Erkenntnisse über die Physiologie der Knochenbildung und des Knochenumbaus in Erinnerung zu rufen und auf die histologischen Vorgänge beim Einbau und bei der Substitution von Knochenersatzstoffen anzuwenden. Insbesondere sollte gezeigt werden, welche Struktur und Materialeigenschaften für Substanzen zu fordern sind, die für einen Ersatz der Spongiosatransplantation in Betracht gezogen werden.

Im Vordergrund stehen dabei neben einer tadellosen Gewebeverträglichkeit die *konduktiven Eigenschaften*, d. h. die Fähigkeit, als Leitgerüst für einen knöchernen Durchbau zu dienen. Von der Idealstruktur der Spongiosa sind die meisten bisher geprüften Präparate, v. a. die porösen Keramiken, noch weit entfernt, insbesondere was die Kommunikationen zwischen den Poren betrifft. Diese gewinnen im Lichte der zeitlichen Bedingungen der Aktivierung der Knochenneubildung an Bedeutung, da diese bereits in den ersten Wochen nach einem Eingriff ihren Höhepunkt erreicht. Um die intensivste Welle dieser Aktivierung zu nutzen, sollten die vorbestehenden Verbindungswege weit genug sein, um den einsprossenden Gefäßen und Zellen ein ungehindertes Vordringen zu gestatten. Diese Bedingung gewinnt um so mehr an Bedeutung, wenn es um den Durchbau von relativ schwer resorbierbaren Substanzen geht.

Die Substitution der Knochenersatzstoffe erfolgt nach dem gleichen Mechanismus wie der physiologische Knochenumbau. Die Faktoren, die diese Umbauvorgänge aktivieren und kontrollieren, sind noch unbekannt. Histologisch ist er an die Tätigkeit sogenannter Umbaueinheiten gebunden, in denen eine osteoklastische Resorption und die Knochenbildung durch Osteoblasten zeitlich und räumlich gekoppelt ablaufen. Damit rückt die Resorbierbarkeit eines Ersatzstoffes durch Osteoklasten an die erste Stelle. Sie muß derjenigen des Knochengewebes möglichst angeglichen sein, wenn ein Einbruch des Leitgerüsts oder dessen Persistenz vermieden werden soll.

Die Chancen, die Eignung von Knochenersatzstoffen vor einer klinischen Prüfung im Tierexperiment zu klären, sind gut. Voraussetzung ist, daß Versuchsanordnung und Versuchsdauer den physiologischen Bedingungen genügend Rechnung tragen. Gewebeverträglichkeit und knöcherner Durchbau lassen sich relativ kurzfristig, d. h. innerhalb einer Zeitspanne von 6–8 Wochen, prüfen. Für die Beurteilung der Substitution dagegen ist eine Liegezeit von mindestens 3 Monaten erforderlich, weil die Umbauaktivität erst in dieser Periode ihren Höhepunkt erreicht. Eine Versuchsdauer von 6 Monaten ist aber in den meisten Fällen bereits ausreichend, um ein Urteil über den Substitutionsgrad zu gewinnen, da im 2. Halbjahr die Umbaurate bereits wieder absinkt. Bei Ersatzstoffen, die nach 6 Monaten nur geringfügig oder gar nicht substituiert sind, bleibt auch mit einer Verlängerung der Versuchsdauer oder in einem prolongierten klinischen Versuch keine Hoffnung, daß sie als echte Alternative zur autologen Spongiosa in Frage kommen.

Literatur

1. Bhaskar SN, Brady JM, Getter L, Grower MF, Driskell T (1971) Biodegradable ceramic implants in bone. Electron and light microscopic analysis. Oral Surg Oral Med Oral Pathol 32:336
2. Bobyn JD, Pilliar RM, Cameron HU, Weatherly GC (1980) The optimum pore size for the fixation of porous surfaced metal implants by the ingrowth of bone. Clin Orthop 150:263
3. Cameron HU, MacNab I, Pilliar RM (1977) Evaluation of a biodegradable ceramic. J Biomed Mater Res 11:179
4. Claes L, Hutzschenreuter P, Pohler O (1976) Lösemomente von Corticalisschrauben in Abhängigkeit von Implantationszeit und Oberflächenbeschaffenheit. Arch Orthop Unfallchir 85:155–159
5. Eggli PS, Müller W, Schenk RK (1988) Porous Hydroxyapatite and tricalcium phosphate cylinders with two different pore size ranges implanted in the cancellous bone of rabbits. Clin Orthop 232:127–138
6. Ferraro JW (1979) Experimental evaluation of ceramic calcium phosphate as a substitute for bone grafts. Plast Reconstr Surg 63:634
7. Frost HM (1963) Bone remodeling dynamics. Thomas, Springfield/IL
8. Frost HM (1966) Bone dynamics in osteoporosis and osteomalacia. Thomas, Springfield/IL
9. Galante J, Rostoker W, Lueck R, Ray RD (1971) Sintered fiber metal composite as a basis for attachment of implants to bone. J Bone Joint Surg [Am] 53:101–114
10. Harris WJ, White RE, McCarthy JC, Walker PS, Weinberg EH (1983) Bony ingrowth fixation of the acetabular component in canine hip joint arthroplasty. Clin Orthop 176:7–11
11. Holmes RE (1979) Bone regeneration within a coralline hydroxyapatite implant. Plast Reconstr Surg 63:626
12. Hoogendoorn HA, Renooij W, Akkermans LMA, Visser W, Wittebol P (1984) Long-term study of large ceramic implants (poprous hydroxyapatite) in dog femora. Clin Orthop 187:281
13. Jarcho M (1981) Calcium phosphate ceramics as hard tissue prosthetics. Clin Orthop 157:259
14. Jaworski ZFG, Lok E (1972) The rate of osteoclastic bone erosion in Haversian remodeling sites of adult dog's rib. Calcif Tiss Res 10:103
15. Johner R (1972) Zur Knochenheilung in Abhängigkeit von der Defektgröße. Helv Chir Acta 39:409
16. Katthagen B-D (1987) Bone regeneration with bone substitutes. An animal study. Springer, Berlin Heidelberg New York Tokyo
17. Klawitter JJ, Hulbert SF (1971) Application of porous ceramics for the attachment of load bearing internal orthopedic applications. J Biomed Mater Res 2:161
18. Klawitter JJ, Bagwell JG, Weinstein AM, Sauer BW, Pruitt JR (1976) An evaluation of bone growth into porous high density polyethylene. J Biomed Mater Res 10:311
19. Klein CPAT, Driessen AA, de Groot K, van den Hooff A (1983) Biodegradation behavior of various calcium phosphate materials in bone tissue. J Biomed Mater Res 17:769

20. Köster K, Heide H, König R (1977) Resorbierbare Calciumphosphatkeramik im Tierexperiment unter Belastung. Langenbecks Arch Chir 343:173
21. Levin MP, Getter L, Cutright DE, Bhaskar SN (1974) Biodegradable ceramic in periodontal defects. Oral Surg Oral Med Oral Pathol 38:344
22. Parfitt AM (1982) The coupling of bone formation to bone resorption: A critical analysis of the concept and of its relevance to the pathogenesis of osteoporosis. Metab Bone Dis Relat Res 4:1–6
23. Peelen JGJ, Rejda BV, Vermeiden JPW, de Groot K (1977) Sintered tricalciumphosphate as bioceramic. Ceramics 9:226
24. Pohler O (1986) The Swiss screw: Concept and experimental work. J Oral Implantol 12:338–349
25. Renooij W, Hoogendoorn HA, Visser WJ et al. (1985) Bioresorption of ceramic strontium-85-labeled calcium phosphate implants in dog femora. A pilot study to quantitate bioresorption of ceramic implants of hydroxyapatite and tricalcium orthophosphate in vivo. Clin Orthop 197:272
26. Schenk RK (1978) Die Histologie der primären Knochenheilung im Lichte neuer Konzeptionen über den Knochenumbau. Unfallheilkunde 82:219–227
27. Schenk RK (1987) Cytodynamics and histodynamics of primary bone repair. In: Lane JM (ed) Fracture healing. Churchill Livingstone, New York, pp 23–32
28. Schenk R, Willenegger H (1964) Histologie der primären Knochenheilung. Langenbecks Arch Chir 308:440–452
29. Schenk R, Willenegger H (1977) Zur Histologie der primären Knochenheilung. Modifikationen und Grenzen der Spaltheilung in Abhängigkeit von der Defektgröße. Unfallheilkunde 80:155–160
30. Schroeder A, Pohler O, Sutter F (1976) Gewebereaktion auf ein Titan-Hohlzylinderimplantat mit Titan-Spritzschichtoberfläche. Schweiz Mschr Zahnheilk 713–727
31. Shimazaki K, Money V (1985) Comparative study of porous hydroxyapatite and tricalcium phosphate as bone substitute. J Orthop Res 3:301
32. Uchida A, Nade S, McCartney E, Ching W (1985) Bone ingrowth into three different porous ceramics implanted into the tibia of rats and rabbits. J Orthop Res 3:65

Knochenbanken und allogene Knochentransplantation beim Menschen

G.O. Hofmann und G. Lob

Chirurgische Klinik und Poliklinik der Ludwig-Maximilians-Universität München, Unfallchirurgie, Klinikum Großhadern, Marchioninistr. 15, W-8000 München 70, Bundesrepublik Deutschland

Die Knochentransplantation ist heute wesentlicher Bestandteil der operativen Frakturenbehandlung und der rekonstruktiven Knochenchirurgie. Dabei ist im Einzelfall stets eine sorgfältige Abwägung zwischen der Indikation zur körpereigenen, autologen oder zur körperfremden, allogenen Transplantation erforderlich. Grundsätzlich sollte, wann immer möglich, körpereigene, autologe Spongiosa zur Transplantation verwendet werden. In besonderen Fällen bleibt aber gar keine andere Möglichkeit, als auf allogene Transplantate zurückzugreifen. Mit zunehmender Größe der zu überbrückenden Defekte steigt jedoch die Bedeutung der Transplantation allogener Spongiosa und allogener kortikospongiöser Späne. Dabei sollte nicht vergessen werden, daß auch die allogene Spongiosa durchaus bedeutsame Vorteile für den Patienten bringt:

1. Allogener Knochen steht unbegrenzt zur Verfügung. Dies ist zwar theoretisch richtig, kann im Einzelfall in der Praxis dennoch mit großen Schwierigkeiten verbunden sein.
2. Die Verwendung allogener Spongiosa ist an keinen zusätzlichen Eingriff gebunden. Komplikationen an der Entnahmestelle autologer, also körpereigener Spongiosa können so vermieden werden.
3. Autologe Spongiosa sollte als biologisch wertvolles, körpereigenes Gewebe schwierigen Sanierungen vorbehalten bleiben. Speziell für die Behandlung großer Defektzustände nach posttraumatischen Osteitiden ist körpereigene Spongiosa sehr wertvoll. Deshalb muß in besonderen Fällen, besonders an polytraumatisierten Patienten, mit der autologen Spongiosa ein sorgfältiger Umgang gepflegt werden.

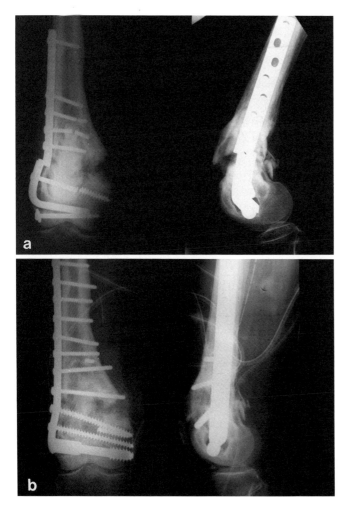

Abb. 1a, b. Revisionsosteosynthese nach distaler Femurfraktur rechts. **a** Zunächst Versorgung durch Verbundosteosynthese. In der Folge Lockerung und Implantatbruch. **b** Nach Revisionsosteosynthese mit Materialentfernung und Knochenzemententfernung allogene Spongiosaauffüllung und DCS-Neuverplattung

Indikationen und Kontraindikationen

Die verschiedenen Indikationen für eine allogene Knochentransplantation lassen sich im wesentlichen in 3 Indikationsgruppen einordnen:

1. Traumatische bzw. posttraumatische Zustände (Abb. 1a, b):
   - Osteosynthesen geschlossener Stück-, Trümmer- und Kompressionsfrakturen mit Defekten;
   - nicht infizierte Pseudarthrosen;
   - ausgeheilte Defekte nach posttraumatischer Osteitis.

2. Tumorchirurgie des Skeletts (Abb. 2a–c):
   - Defekte nach Knochentumorresektionen;
   - große juvenile aneurysmatische Knochenzysten.

3. Revisionsendoprothetik und Korrekturosteotomien (Abb. 3a, b):
   - aseptische Pfannen- und Schaftlockerungen nach totalendoprothetischen Eingriffen;
   - Pfannengrunddefekte nach Hüftendoprothesen;

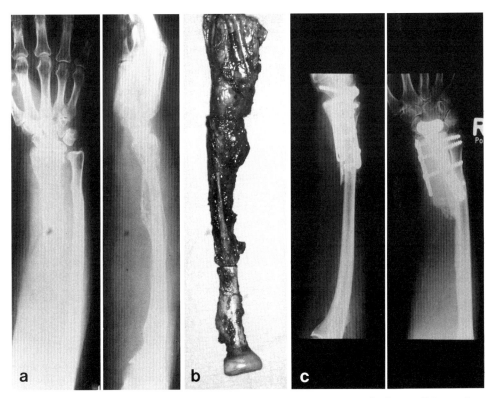

Abb. 2a–c. Gesichert monolokuläres Plasmozytom des rechten distalen Radius. **a** Präoperatives Röntgenbild des rechten Unterarmes a.p. und seitlich. **b** Resektionspräparat: rechter Radius in toto reseziert. **c** Postoperative Arthrodese des Handgelenkes mit Transplantation von kortikospongiösen Spänen und Spongiosa

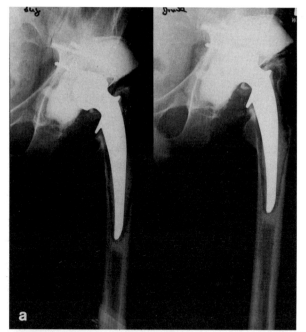

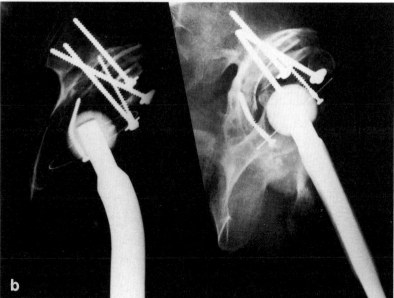

Abb. 3a, b Gelockerte Totalendoprothese der linken Hüfte. **a** Präoperatives Röntgenbild a.-p. unter Zug und Druck. **b** Postoperatives Röntgenbild in 2 Ebenen: totaler Prothesenwechsel und Pfannenplastik mit allogenen Spänen und Spongiosa

– Fusionsoperationen an der Wirbelsäule;
– Verlängerungsosteotomien und Achsenkorrekturen langer Röhrenknochen.

Gleichzeitig gibt es eine Reihe von klaren Kontraindikationen gegen eine allogene Knochentransplantation:
– Die primäre Versorgung offener Frakturen darf nicht mit allogener Spongiosa durchgeführt werden, da von einer erhöhten Infektionsgefahr auszugehen ist.
– Mit der gleichen Begründung dürfen Frakturen mit schweren Weichteilschäden wegen des erhöhten Infektionsrisikos nicht mit der Implantation allogener Spongiosa versorgt werden.
– Der Einsatz von allogener Spongiosa bei der Auffüllung subchondraler Knochendefekte ist umstritten.
– Die allogene Spongiosaimplantation im Bereich florider Infektionen verbietet sich von selbst.

Umstritten ist der Einsatz allogener Spongiosa in der Therapie atropher Pseudarthrosen und bei der Defektauffüllung nach abgelaufener Osteitis. Hier sollte nach Möglichkeit immer autologe Spongiosa verwendet werden.

Biologische Aspekte der allogenen Knochentransplantation

Die biologische Wertigkeit allogener Knochentransplantate ist von spenderspezifischen (Herkunft des Knochens) und empfängerspezifischen Faktoren (z. B. Transplantatlager) abhängig und wird nach wie vor höchst kontrovers diskutiert [4, 5, 12, 13, 15, 21]. Grundsätzlich ergeben sich für das zu transplantierende Knochenmaterial verschiedene Herkunftsmöglichkeiten:

1. Resezierte Hüftköpfe nach endoprothetischem Hüftgelenkersatz fallen meist bei der Operation älterer Patienten an. Dieser Knochen ist wegen der bereits vorbestehenden Osteoporose und der fettigen Degeneration der Spongiosa biologisch eher als ungünstig zu bewerten. Außerdem besteht bei diesem Kollektiv an älteren Spendern eine wenngleich geringe, aber nicht auszuschließende Möglichkeit der Transplantation eines Malignoms, etwa durch einen Hüftkopf aus einer pathologischen Fraktur, die als solche nicht erkannt worden war [23].
2. Knochen von bereits vor längerer Zeit Verstorbenen scheidet wegen der unzureichenden serologischen Testmöglichkeiten ebenso aus wie aufgrund fraglicher hygienischer Verhältnisse. Es existieren in der Literatur bislang keine Angaben darüber, wie lange die verschiedenen Kompartimente eines Körpers nach dem Tod als nicht-kontaminiert zu betrachten sind.
3. Knochen aus Amputaten stellt keine biologisch wertvolle Spongiosa zur Verfügung, da elektive Amputationen in der Regel bei schweren Durchblutungsstörungen an der unteren Extremität durchgeführt werden. Aufgrund der lange Zeit vorbestehenden Mangelperfusion steht sicher kein biologisch hochwertiges Knochengewebe zur Verfügung.
4. Die von uns verwendete Spongiosa bzw. die kortikospongiösen Späne stammen von Verstorbenen, die dem Transplantationszentrum der Chirurgischen Klinik und Poliklinik der Universität München am Klinikum Großhadern als sog. „Multiorganspender" angeboten wurden. Nach der Entnahme von Nieren, Pankreas, Leber und Herz können ohne zusätz-

liche Inzisionen Spongiosa aus den Wirbelkörpern der Lenden- und der unteren Brustwirbelsäule und kortikospongiöse Späne aus den Beckenkämmen entnommen werden. Eine Verstümmelung von Verstorbenen, die oft als Befürchtung formuliert wird, wird nicht vorgenommen. Die Entnahme von Knochen für unsere Transplantationszwecke verändert das äußere Erscheinungsbild des Toten in keiner Weise.

Als Altersgrenze eines Spenders werden festgelegt: für osteochondrale Transplantate zwischen 15 und 45 Jahren, für nicht osteochondrale Transplantate zwischen 15 und 55 Jahren. Die Entnahme von Spongiosa und kortikospongiösen Spänen aus Beckenkämmen und Wirbelsäule erfolgt unmittelbar nach der Explantation der parenchymatösen Organe, also innerhalb der 1. Stunde nach dem Kreislaufstillstand. Aus dem Explantationssitus werden mehrere Abstriche für die bakteriologische Untersuchung gewonnen.

Aus einer Knochenbank wird kältekonservierte (−80 °C), nicht frische Spongiosa transplantiert. Ob diese Knochenbankspongiosa biologisch minderwertiger ist als frische Spongiosa, ist derzeit experimentell noch nicht entschieden. Die in der Literatur angegebenen Kältebereiche zur Konservierung allogener Spongiosa in einer Knochenbank variieren von −10 bis fast −200 °C [10–12, 14, 17, 27]. In den vergangenen Jahren hat sich aber für die meisten Arbeitsgruppen ein Temperaturbereich zwischen −70 und −80 °C als günstig erwiesen. Als gesichert wird angesehen, daß zumindest der „eutektische Punkt" für Knochen bei −28 °C unterschritten werden sollte. Unterhalb dieser Temperatur findet keine Autolyse mehr statt. Mit einer Inaktivierung aller vorhandener Enzyme kann aber erst bei Temperaturen um −80 °C gerechnet werden. Die Haltbarkeit kältekonservierter Spongiosa wird mit weitgehender Übereinstimmung bei 1 Jahr angegeben.

Immunologische Aspekte der allogenen Knochentransplantation

Durch die Transplantation von tiefgefrorenen, nicht weiter vorbehandelten kortikospongiösen Fragmenten werden neben hämopoetischen und stromalen Zellen auch immunkompetente lymphatische Zellen des Spenders übertragen [12]. Es gibt Hinweise darauf, daß durch den langsamen Einfriervorgang der Spongiosa eine weitgehende Zerstörung der thermolabilen T-Antigene stattfindet und damit diese Spongiosa nur noch schwache Immunreaktionen hervorrufen kann. Dennoch können Interaktionen zwischen möglicherweise noch vitalen Spenderlymphozyten und Antigenstrukturen der Empfängerorgane sowie zwischen immunkompetenten Empfängerzellen und Zellen des Transplantates nicht mit Sicherheit ausgeschlossen werden. Grundsätzlich besteht bei der allogenen Knochentransplantation wie auch bei der Transplantation parenchymatöser Organe eine mehr oder weniger stark ausgeprägte Histoinkompatibilität. Als deren Folge kann der übertragene Knochen in gleicher Weise wie allogen transplantierte, parenchymatöse Organe immunologisch abgestoßen werden (HvGR: „host-versus-graftreaction"). Durch noch vorhandene Knochenmarkzellen können bei der Transplantation allogener Spongiosa immunkompetente Zellen des Transplantates aber auch gegen Strukturen des Empfängerorganismus immunologisch aktiviert werden (GvfHR: „graft-versus-hostreaction") [26].

Die Auswirkungen der Übertragung von Knochenzellen differenter Histokompatibilität beim Menschen sind bislang unbekannt und Gegenstand intensiver experimenteller wie klinischer Forschungsbemühungen. Gesichert ist die Notwendigkeit der Vermeidung einer Übertragung von Rh-positivem Gewebe auf Rh-negative Patientinnen im gebärfähigen Alter auch im Falle der Spongiosa. Die Bedeutung des AB0-Blutgruppensystems für die allogene Knochentransplantation ist noch nicht abschließend geklärt. Anzustreben ist auch bei der Knochentransplantation sicherlich eine möglichst optimale Übereinstimmung im Haupthistokompatibilitätskomplex (MHC) zwischen Spender und Empfänger, also ein möglichst geringes „mis-match". Dies setzt zum einen voraus, daß die logistische Möglichkeit zur HLA-Typisierung für den Knochenbankbetreiber besteht, ebenso wie die Möglichkeit zur Bestimmung präformierter Antikörper und zur Durchführung einer MLC („mixed lymphocyte culture") vor einer geplanten allogenen Transplantation. Darüber hinaus müssen die Größe der Knochenbank so dimensioniert und die Beschaffungslogistik so etabliert sein, daß ausreichend viel HLA-verschiedenes Material zur Verfügung steht, um eine weitgehend optimale HLA-Übereinstimmung zwischen Empfänger und Spender zu gewährleisten. Daraus ergibt sich nach unserer Ansicht die Notwendigkeit zur logistischen Ankopplung einer „transplantierenden unfallchirurgischen Einheit" an ein Transplantationszentrum.

Hygienische Aspekte der allogenen Knochentransplantation

Durch die Transplantation allogenen kortikospongiösen Materials ist in gleicher Weise wie bei der allogenen Transplantation parenchymatöser Organe oder der Transfusion von Blut oder Blutbestandteilen eine Übertragung von Infektionskrankheiten denkbar [2, 3, 8]. Dies ist v. a. vor dem Hintergrund der Aids-Problematik derzeit von immenser Bedeutung. In der Literatur häufen sich die Meldungen über HIV-Serokonversionen und Aids- bzw. ARC-Erkrankungen bei Empfängern nach Organ-, Gewebe- und Blutübertragungen [1, 6, 7, 9, 16, 18–20, 22, 24, 25, 28–30]. Bei allen organisatorischen und logistischen Maßnahmen zur Risikobegrenzung für einen Transplantatempfänger bleibt die oft sehr lange Inkubationszeit (bis zu 7 Jahren) zwischen HIV-Infektion bzw. -kontamination und Nachweis einer Serokonversion beim Spender das zentrale Problem. Daher können die Betreiber von Knochenbanken, die ausschließlich resezierte Hüftköpfe nach endoprothetischen Eingriffen als mögliche Transplantate einlagern und darauf hinweisen, daß der Knochenspender kontinuierlich serologisch weiterverfolgt werden kann, ihren Transplantatempfängern auch keine höhere Sicherheit vor einer HIV-Übertragung anbieten [3]. Trotz verschiedener, sich ergänzender Testverfahren zum Ausschluß einer HIV-Seropositivität eines potentiellen Spenders sind bereits mehrere Fälle von Übertragungen einer HIV-Infektion durch die Transplantation allogener Gewebe dokumentiert. Vor dem Hintergrund dieses nicht mit völliger Sicherheit möglichen HIV-Ausschlusses eines potentiellen Spenders haben wir deshalb zusätzliche Ausschlußkriterien für die Spender allogener Knochentransplantate eingeführt. Eine prämortale Transfusion von Blut, Erythrozytenkonzentraten oder anderen Blutbestandteilen darf nicht stattgefunden haben, weil die Gefahr einer Transfusionsinfektion besteht (z. B. hämophiler Spender). Außerdem bleibt die Gefahr eines negativen Serumtests bei einem Spender nach einer massiven Infusions- und Transfusionsverdünnung (z. B. polytraumatisierter Spender).

Das *Münchner Modell* der allogenen Knochentransplantation [13–15] weist darüber hinaus eine weitere Besonderheit auf. Wir verwenden bislang ausschließlich Knochenmaterial von sog. Multiorganspendern, d. h. parenchymatöse Organe des betreffenden Knochenspenders (2 Nieren, Pankreas, Leber, Herz) werden ebenfalls transplantiert. Damit stehen uns zur serologischen Verlaufskontrolle bis zu 5 Patienten nach Organtransplantation zur

Verfügung. Diese Patienten müssen immunsupprimiert werden. Einige von ihnen benötigen darüber hinaus eine spezifische Antiabstoßungsbehandlung. Der zum Zeitpunkt der Explantation des Multiorganspenders ebenfalls entnommene Knochen wird mindestens 6 Monate in der Knochenbank gelagert und nicht transplantiert. Sollte tatsächlich beim Spender eine sehr unwahrscheinliche, falsch-negative HIV-Testung dazu geführt haben, daß die parenchymatösen Organe freigegeben und unter vitaler Indikation transplantiert wurden, müßte sich bei den immunsupprimierten, abwehrgeschwächten Organempfängern binnen kürzester Zeit die schicksalshafte HIV-Serokonversion nachweisen lassen. Dieses seit 1986 an unserer Klinik praktizierte Vorgehen gewährt den Empfängern von allogenem Knochenmaterial eine zusätzliche Sicherheitsdimension. Nichtsdestoweniger muß betont werden, daß es eine 100%ige Sicherheit gegen eine HIV-Übertragung durch Transplantation bislang nicht gibt.

Technische Aspekte der allogenen Knochentransplantation

Als eigentliche Knochenbank verwenden wir eine Tiefkühltruhe mit 300 l Inhalt. Eine Truhe ist einem Gefrierschrank vorzuziehen, weil es bei einem Schrank während des Öffnens zu größeren Kälteverlusten kommt [17]. Eine ausreichende Größe der Truhe ist empfehlenswert, damit eine gefahrlose Lagerung und Trennung von freigegebenem und nicht freigegebenem Material gewährleistet werden kann. Der Standort einer Knochenbank für Transplantationszwecke muß im aseptischen Operationsbereich sein. Eine akustische und optische Störfallanzeige muß einen Ausfall des Kühlsystems mit absoluter Sicherheit melden. Ein Notkühlsystem über Notstromaggregat oder ein Gaskühlsystem muß eine Aufrechterhaltung der erforderlichen Minimaltemperatur über 60 h gewährleisten. Der Schalt- und Regelbereich der Kühltruhe muß absperrbar und unzugänglich sein.

Tauglichkeitskriterien für Spongiosaspender

Die allogene Transplantation von Spongiosa oder von kortikospongiösen Spänen erfolgt fast immer ohne vitale Indikation. Damit ergeben sich zusätzliche, verschärfte Sicherheitsanforderungen bei der Auswahl potentieller Knochenspender. Die im folgenden aufgeführten Tauglichkeitskriterien für einen Knochenspender stellen ein unserer Ansicht nach erforderliches Minimalprogramm dar, das auf keinen Fall reduziert werden sollte. Aus der Anamnese eines potentiellen Spenders können sich die folgenden Kontraindikationen gegen eine Gewebegewinnung ergeben:
- Aids, ARC, Hepatitis B, Hepatitis Non-A-Non-B, Lues, Lepra;
- Patient aus einer der Risikogruppen für Aids;
- maligne Erkrankungen jedweder Art (einzige Ausnahme: primärer Hirntumor);
- aktive TB, Bruzellose, Salmonellose, Typhus, Paratyphus;
- Slow-virus-Erkrankungen (Epstein-Barr; Jakob-Creutzfeld);
- länger bestehender insulinpflichtiger Diabetes mellitus;
- Autoimmunerkrankungen (Sklerodermie, SLE);
- Kollagenosen (Lupus erythematodes, usw.);
- Erkrankungen des rheumatischen Formenkreises;
- unklarer Ikterus;

- neurologische, demyelinisierende Erkrankungen (MS, ALS, Myastenia gravis);
- unklare Demenz und andere Erkrankungen unklarer Genese (z. B. Morbus Alzheimer);
- Exposition mit Chemikalien oder Schwermetallen (Pb, Cr);
- ständige Einnahme von Drogen, Hormonpräparaten, Kortikosteroiden, Morphinen etc.;
- ständige Gabe von i. v. verabreichten Substanzen;
- Infektionskrankheiten in den letzten 4 Wochen vor dem Exitus, wie Masern, Röteln, Mumps, Polio, Gelbfieber und Tollwut.

Aus dem aktuellen Status eines potentiellen Spenders zum Zeitpunkt der Todesfeststellung können sich die folgenden Kontraindikationen gegen eine Knochenentnahme ergeben:
- Sepsis, unklare Leukozytose, erhöhte BKS, positive Blutkultur, unklares hohes Fieber;
- floride Infektionen: Bakterien, Viren, Pilze. Hautinfektionen, eitrige Wunden, unklare Ausschläge;
- florider Harnwegsinfekt;
- Respiratorbeatmung länger als 72 h, Tracheostoma.

Juristische Aspekte der allogenen Knochentransplantation

In jedem Fall muß ein Patient präoperativ über die Möglichkeit einer allogenen Knochentransplantation aus der Knochenbank aufgeklärt werden. In diesem Sinne ist eine erweiterte Operationseinwilligung auch speziell hinsichtlich einer möglichen infektiösen Komplikation einzuholen [3].

Ausblick

Nicht alle knöchernen Defektzustände können derzeit durch alloplastisches Material und durch endoprothetische Konstruktionen auch hinsichtlich zufriedenstellender Langzeitergebnisse versorgt werden. In dieser Situation wird man auf absehbare Zeit auf den Einsatz von allogenen Transplantaten aus Knochenbanken nicht völlig verzichten können.

Gefordert werden muß vor dem Hintergrund der HIV-Problematik eine äußerst restriktive Indikationsstellung zur Transplantation von Knochen, eine Spenderauswahl unter maximalen Sicherheitskriterien sowie eine umfassende, erweiterte Operationsaufklärung des Patienten vor einer möglichen allogenen Knochentransplantation.

Das Projekt *Allogene Knochentransplantation beim Menschen* wird an der Chirurgischen Klinik und Poliklinik der Ludwig-Maximilians-Universität München am Klinikum Großhadern durch den Verband Deutscher Lebensversicherer (Dr. Karl-Wilder-Stiftung) und durch die Eurotransplant Foundation gefördert.

Literatur

1. Bowen PA, Lobel SA, Caruana RJ, Leffell MS, House MA, Rissing JP, Humphries AL (1988) Transmission of human immunodeficiency virus (HIV) by transplantation: clinical aspects and time course analysis of viral antigenemia and antibody production. Ann Intern Med 108:46–48
2. Buck BE, Malinin TI, Brown MD (1989) Bone transplantation and human immunodeficiency virus. Clin Orthop 240:129–136
3. Bundesgesundheitsamt und wissenschaftlicher Beirat der Bundesärztekammer (Hrsg) (1990) Richtlinien zum Führen einer Knochenbank. Dt Ärztebl 87:41–44

4. Burchard H (1983) The biology of bone graft repair. Clin Orthop 174: 28–42
5. Caffinière JY de la, Martin E, Humbel R, Konsbruck R (1982) Role de l'épaisseur des greffons dans l'autotransplantation osteocartilagineuse du genou chez le lapin. Int Orthop 6: 15–25
6. Centers for Disease Control (1985) Testing donors of organs, tissues and semen for antibody to human T-lymphotropic virus type III/lymphadenopathy-associated virus. Morb Mort Weekly Rep 34: 294
7. Centers for Disease Control (1987) Human immunodeficiency virus infektion transmitted from an organ donor screened for HIV antibody – North Carolina. Morb Mort Weekly Rep 36: 306–308
8. Centers for Disease Control (1988) HIV-infection following allogeneic bone transplantation. Morb Mort Weekly Rep 37: 597–599
9. Costagliola D, Mary JY, Brouard N, Laporte A, Valleron AJ (1989) Incubation time for AIDS from French transfusion-associated cases. Nature 338: 768–769
10. Doppelt SH, Tomford WW, Lucas AD, Mankin HJ (1981) Operational and financial aspects of a hospital bone bank. J Bone Joint Surg [Am] 63: 1472–1481
11. Friedlaender GE (1982) Current concepts review bone-banking. J Bone Joint Surg [Am] 64: 307–311
12. Hackenbroch MH, Refior HJ, Wirth CJ, (Hrsg) (1988) Knorpel-Knochentransplantation. Thieme, Stuttgart New York
13. Hofmann GO, Lob G (im Druck) Allogene Knochentransplantation. Tagungsband, 3. Kölner Unfallsymposium. Springer, Berlin Heidelberg New York Tokyo
14. Hofmann GO, Mittlmeier T, Lob G (1990a) Logistik und Management einer Knochenbank im Verbund mit einem Transplantationszentrum. Plastische und Wiederherstellungschirurgie: 309–311
15. Hofmann GO, Lob G, Mittlmeier T, Merkle R (1990b) Transplantation allogener cortico-spongiöser Späne in der Tumorchirurgie des Skeletts. Plastische und Wiederherstellungschirurgie: 280–283
16. Kearney JN (1987) Allografts as vectors for infection. Lancet II: 400–403
17. Kuner EH, Keller H (1986) Knochenbank. Orthopäde 15: 16–21
18. L'Age-Stehr J, Schwarz A, Offermann G, Langenmaak H, Bennhold I, Niedrig M, Koch MA (1985) HTLV-III infection in Kidney transplant recipients. Lancet II: 1361–1362
19. Margreiter R, Fuchs D, Hausen A et al. (1986) HIV infection in renal allograft recipients. Lancet II: 398
20. Neumayer HH, Wagner K, Kresse S (1986) HTLV-III antibodies in patients with kidney transplants or on haemodialysis. Lancet I: 496–497
21. Pelker RR, Friedlaender GE, Markham TC (1983) Biomechanical properties of bone allografts. Clin Orthop 174: 54–57
22. Prompt CA, Reis MM, Grillo FM et al. (1985) Transmission of AIDS virus at renal tansplantation. Lancet II: 672
23. Rosenberger J, Helling HJ, Zieren HU (1990) Die malignen pathologischen Frakturen. Dt Ärzteblatt 87: 335–343
24. Rubin RH, Tolkoff-Rubin NE (1988) The problem of human immunodeficiency virus (HIV) infection and transplantation. Transplant Int 1: 36–42
25. Samuel D, Castaing D, Adam R et al. (1988) Fatal acute HIV infection with aplastic anaemia, transmitted by liver graft. Lancet I: 1221–1222
26. Schaefer UW, Beelen DW, Neuser J (1989) Knochenmarktransplantation. Karger, Basel München Paris London New York
27. Tomford WW, Doppelt SH, Mankin HJ, Friedlaender GE (1983) 1983 bone bank procedures. Clin Orthop 174: 15–21
28. Vilmer E, Rouzioux C, Barre F et al. (1986) Screening for lymphadenopathy/AIDS virus in bone-marrow transplant recipients. N Engl J Med 314: 1252
29. Ward JW, Holmberg SD, Allen JR et al. (1988) Transmission of human immunodeficiency virus (HIV) by blood transfusion screenes as negative for HIV antibody. N Engl J Med 318: 473–478
30. Ward JW, Bush TJ, Perkins HA et al. (1989) The natural history of transfusion-associated infection with human immunodeficiency virus. N Engl J Med 321: 947–952

Osteoinduktive Knochenmatrixextrakte und hochgereinigte Matrixfraktionen: Knochenersatzmittel?

J. M. Rueger

Unfallchirurgische Klinik, Zentrum der Chirurgie, Universitätsklinik, W-6000 Frankfurt am Main, Bundesrepublik Deutschland

Die Beobachtung, daß an einem Ort außerhalb des Knochengewebes eine Knochenbildung durch die induktive Wirkung transplantierter Knochenzellen und der mittransferierten Knochenmatrix ausgelöst werden kann [4, 8, 40, 41, 52] hat bei der Suche nach einer klinischen Alternative für die Knochengewebetrans- und -implantation einerseits zur Erprobung reiner Markinokulationen geführt, andererseits zur Erstellung des Postulates, daß in der Knochenmatrix osteoinduktive Substanz bzw. Substanzen enthalten sein muß bzw. müssen [12, 38, 39]. Die Suche nach der Wirksubstanz führte zur Darstellung und experimentellen Erprobung der mineralisierten und demineralisierten Knochenmatrix, der demineralisierten Knochenmatrixextrakte und der Isolierung bzw. Hochreinigung einzelner Faktoren aus letztgenannter.

Mineralisierte und demineralisierte Knochenmatrix als Knochenersatzmittel

Für die Herstellung mineralisierter Matrix wird Spenderknochen von den Weichteilen befreit, das Knochenmark entfernt, die Gelenke tragenden epimetaphysären Anteile mit den Epiphysenfugen reseziert und diese Knochenfragmente in einem Gemisch aus Äthanol und Äthyläther entfettet und dehydriert [117]. Anschließend kann die so behandelte Matrix noch luftgetrocknet, in flüssigem Stickstoff tiefgefroren und/oder lyophilisiert werden.

Aus der mineralisierten Knochenmatrix kann durch eine schonende Extraktion mit 0,6 N Hcl die demineralisierte Knochenmatrix hergestellt werden [62].

In sehr unterschiedlichen experimentellen Ansätzen wurde mineralisierte und demineralisierte Knochenmatrix auf ihre biologischen Effekte überprüft. Dazu wurden die Matrices in partikulärer und pulverisierter Form bzw. als ganze Segmente am hetero- (meistens Muskulatur) und orthotopen Ort, d. h. im Knochengewebe, implantiert.

Die Beeinflussung der Heilung von Bohrloch- und segmentalen Defekten durch die Implantation mineralisierter Matrix ist nach den experimentellen Untersuchungen von Wittbjer [7] – selbst bei der Implantation autogener mineralisierter Matrix – schlechter als bei der Verwendung demineralisierter Matrices. Dies wird auf eine Behinderung der Entfaltung der Aktivität – in der organischen Phase der Matrix enthaltener – osteoinduktiver Proteine bzw. Proteinkomplexe zurückgeführt. Diese Proteine sind teilweise in mineral-organischen Komplexen gebunden (etwa 15 % der aktiven Fraktion) und werden durch die Entfernung der Mineralphase mittels der chemischen Extraktion der Matrix vor der Implantation aufschlüsselbar; weitere 60 % der aktiven Fraktion sind mit kollagenen Proteinen assoziiert, ihr Rest findet sich frei in der amorphen Grundsubstanz [72].

Nach der Implantation der Matrix am ortho- oder heterotopen Ort wird sie zellulär resorbiert. Die osteoinduktiv wirksamen Bestandteile werden aus ihr freigesetzt und können erst dann, nach Erreichen einer ausreichenden Konzentration, ihre spezifischen, osteoinduktiven Effekte im Gewebe entfalten. Der maximale osteoinduktive Effekt der Matrices ist von der Partikelgröße und der Geometrie [59, 60, 101] der Implantate abhängig. Reddi [62] gibt für demineralisierte Knochenmatrix Partikelgrößen zwischen 74–850 µm an, wogegen Urist [104] für eine optimale Wirkung Größen zwischen 200 und 400 µm empfiehlt.

Bei der Überbrückung experimenteller Kontinuitätsdefekte an Röhrenknochen wurden von Tuli [96], Aspenberg [5] und Gebhard [22] ganze demineralisierte, allogene Matrixsegmente mit gutem Erfolg benutzt. Pulverisierte oder klein-partikuläre, allogene demineralisierte Matrix wurde nach ortotoper Implantation in Mäusen, Ratten, Kaninchen und Hunden von Ray [59], Oikarinen [53], Urist [99], Wiitbjer [117] und anderen Experimentatoren untersucht. Ein klinischer Einsatz demineralisierter Knochenmatrix erfolgte dagegen – trotz positiver experimenteller Ergebnisse – bisher nur in einigen wenigen Fällen [35].

Demineralisierte Knochenmatrixextrakte als Knochenersatzmittel

Experimentelle, heterotope Implantationen demineralisierter Matrices in das Weichgewebe, vor allem in die Muskulatur von Mäusen und Ratten, wurden von Urist, van de Putte, Weiss, Lindholm, Wientroub, Vanderstenhofen, Bauer und anderen Autoren durchgeführt [11, 42, 57, 97, 111, 115]. Das Ziel dieser Untersuchungen war es:
– die zellulären Reaktionen am Ort und ihren zeitlichen Ablauf aufzuklären,
– die spezifischen Leistungen der Zellen zu untersuchen (Matrixextrakte [3]),
– die einflußnehmenden, steuernden Faktoren zu erforschen (Matrixextrakte [116]),
– den Einfluß von Stoffwechselstörungen [17, 114] und Medikamenten (Matrixextrakte [10, 51]) auf die induzierte Osteoneogenese zu bestimmen und
– Veränderungen des osteoinduktiven Prozesses in Abhängigkeit von den Eigenschaften vorbehandelter Matrices zu beobachten [53].

Gleichzeitig wurden die demineralisierten Matrices durch eine sequentielle chemische Extraktion bzw. Dissoziation weiter aufgeschlüsselt, und die in ihnen enthaltenen aktiven Proteinkomplexe isoliert [93, 104]. Diese höher gereinigten Matrixextrakte – darunter das „demineralisierte Knochenpulver" und das Osteogenin (= „insoluble bone gelatine"; Knochengelatine) – wurden wiederum auf ihre osteoinduktive Potenz überprüft. Schließlich wurden aus den Matrixextrakten höchst gereinigte Faktoren hergestellt, die chemotaktische [80], morphogenetische [82], mitogene [58] und proliferative Eigenschaften [74] besitzen. Somit standen experimentelle Instrumente zur Aufklärung der Prozesse der Morphogenese und der Zytodifferenzierung bei der ektopen, postfetalen Knochenbildung, der Osteoinduktion (s. unten), zur Verfügung.

Erst die Untersuchungen mit den höher gereinigten Matrixextrakten bzw. den isolierten Faktoren haben ein klares Bild (dagegen [16, 24, 67]) davon entstehen lassen, welche Zellen und welche Zellprodukte [3] in welcher Reihenfolge [61] und auf welche Weise [98, 112] an dem kaskadenartigen Mechanismus der Osteoinduktion beteiligt sind, der nach der Ansicht von Reddi [61] zwanghaft nach der Implantation einer osteoinduktiven Substanz in der Muskulatur abläuft.

Weiterhin konnte das Verständnis der Regulation des physiologischen Remodeling und der Mechanismen der Frakturheilung [89] erweitert werden.

Knochengelatine als Knochenersatzmittel

Knochengelatine entsteht aus Knochenmatrix nach deren Demineralisation durch die Extraktion nicht-kollagener, hydrophiler Proteine, die keine osteoinduktive Aktivität aufweisen [100]. Knochengelatine ist ein azellulärer, hydrophober, antigenetisch aktiver [95] Proteinkomplex der nicht-kollagenen Bestandteile der Knochenmatrix, der bei der Implantation in das Knochengewebe die knöcherne Reparation stimulieren soll (Osteostimulation; d. h. Förderung der knöchernen Heilung über das physiologische Maß hinaus) und als heterotopes Implantat – bei Mäusen und Ratten – mit größter Regelmäßigkeit eine Osteoinduktion auslöst.

Knochengelatine wurde, nach einer Modifikation des Herstellungsprozesses, von Thielemann ausführlich auf ihre biologischen Aktivitäten untersucht. Zur Erforschung der osteoinduktiven Kaskade [89, 92] und experimentell als Knochenersatzmittel [33, 90, 94] wurde allogenes und xenogenes [92, 93, 119] Material eingesetzt. Bei der Implantation allogener Knochengelatine in die Muskulatur von Hunden beobachtete Albert [1] 75 Tage nach der Operation einen schwachen osteoinduktiven Effekt. Diese Wirkung konnte bei Schafen von Thielemann (pers. Mitteilung) und Etter et al. [18] nicht festgestellt werden.

Eine positive Beeinflussung der Knochenheilung wurde bei Mäusen, Ratten, Hunden und Schafen von Thielemann et al. [92, 94] festgestellt; keinen Effekt sah Katthagen [33] bei Kaninchen.

Klinisch verwendeten Kakiuchi et al. [32] humane Knochengelatine bei verschiedenen orthopädischen und traumatologischen Indikationen. Die Ergebnisse bei der Implantation in das Knochengewebe wurden von den Autoren eher zurückhaltend interpretiert; auch ein osteoinduktiver Effekt in der Muskulatur trat nicht auf. Man schloß daraus, daß menschliches Knochengewebe entweder einen geringeren Anteil an aktiven Proteinen enthält als Knochen von Mäusen und Ratten oder daß humanes Gewebe schlechter auf das osteoinduktive Signal reagiert.

Osteoinduktion

Allogene Knochengelatine, auf ähnliche Weise isolierte allogene Proteinkomplexe [26a] und Extrakte aus murinen Osteosarkomen [2] wurden insbesondere von Urist et al. [102, 104] und Reddi [61] zur Aufklärung der Osteoinduktion verwendet. Osteoinduktion ist eine postfetale Osteogenese, die über eine Differenzierung pluripotenter Mesenchymzellen zur Knochenbildung am heterotopen Ort führt.

Osteoinduktion ist eine regulierte Sequenz von Ereignissen, an deren Ende die Osteogenese steht. Diese soll nur über eine enchondrale Knochenbildung möglich sein. Bei der Osteoinduktion handelt es sich um einen kaskadenartigen Ablauf zellulärer Reaktionen, die von dem Auftreten biochemischer Marker begleitet sind [65, 66, 98, 103]. Die Osteoinduktion ist von Positionseffekten der Matrix [73, 120] und direkten Zell-Matrix-Kontakten [46] abhängig.

Nach den klassischen Arbeiten von Reddi [61, 64] werden 3 Hauptphasen der Osteoinduktion nach der Implantation eines aktiven Matrixextraktes, z. B. der Knochengelatine, unterschieden.

1. Eine Chemotaxie reagibler, mesenchymaler Zellen, die sich über Fibronektin an die Matrixpartikel am Implantationsort anbinden.
2. Nach 3 Tagen werden diese Zellen durch mitogene, in der Matrix enthaltene Faktoren zur Mitose, d. h. zur Zellproliferation stimuliert.
3. Nach 7 Tagen differenzieren sich die Zellen zu Knorpelzellen. Sie produzieren eine knorpelige Matrix, die nach 9 Tagen kalzifiziert und sofort von eindringenden Gefäßen aufgeschlüsselt wird. Mit diesen treten nach 10 Tagen Osteoblasten am heterotopen Ort auf und bilden im Sinne der enchondralen Osteogenese Knochen. Dieser Knochen ist im Verlauf einem Remodeling unterworfen; nach längstens 21 Tagen entsteht in ihm Knochenmark.

Lokal sind an der Steuerung dieses Prozesses Fibronektin [114], die Prostaglandine [116], „transforming growth factor beta" [56] und IL-1b [45] beteiligt. Die Osteoinduktion unterliegt weiterhin der systemischen Wirkung von PTH [63], Wachstumshormon [81], Vitamin D bzw. seinen Metaboliten [75] und wird durch Diphosphonate blockiert [11].

Hochgereinigte Knochenmatrixextrakte und -faktoren als Knochenersatzmittel

Der am besten untersuchte – aus hochgereinigten Matrixextrakten hergestellte – Faktor ist das „bone morphogenetic protein" (BMP), dessen hypothetische Existenz, sein Vorliegen in der Knochenmatrix, bereits 1965 von Urist [97] postuliert wurde. Experimente mit jeweils höher extrahierten Matrixfraktionen bestärken Urist u. Strates [101a] in der Annahme, daß der aktive – d. h. der osteoinduktive – Bestandteil der Matrix ein Protein sein müßte. Diese Substanz wurde von Urist et al. [105] noch an andere, nicht-kollagene Proteine in komplexer Form gebunden erstmals aus dem Knochen von Ratten und Kaninchen isoliert. Im weiteren Verlauf wurde das BMP in Dentin und murinem bzw. humanem Osteosarkom-Gewebe nachgewiesen [9, 25, 85, 106]. Die erfolgreiche Extraktion von humanem BMP aus nicht tumorös verändertem menschlichen Knochen wurde von Urist et al. [108] publiziert. Die Reindarstellung von bovinem BMP erfolgte 1984 [109].

BMP wurde inzwischen aus den Knochen von Mäusen, Ratten, Kaninchen, Meerschweinen, Hühnern, Hunden, Schweinen, Affen, Menschen, aus humanem und Mäuseknochensarkomgewebe sowie Dentin isoliert. Aufgrund von Rekombinationsversuchen und xenogenen Implantationen wird davon ausgegangen, daß eine Homologie dieses Proteins bei den untersuchten Spezies besteht [71].

Humanes BMP ist ein saures, hydrophobes, schlecht lösliches, an Hydroxiapatit bindendes, kohlenhydratfreies Protein mit einem MW von 17000 ± 500 D, das durch Hitze, Ultraschall und durch im Knochen enthaltene BMPasen, nach deren Freisetzung, inaktiviert werden kann (für eine Auflistung der BMP-Charakteristika s. [100, 109]). In kortikalem Knochen hat es eine Konzentration von 0,001 % pro Gewichtseinheit Knochengewebe [28] und läßt sich im Serum von Kindern radioimmunologisch nachweisen.

Aufgrund von Implantations- und In-vitro-Versuchen wurden folgende Zellen als durch BMP induzierbar beschrieben:
– Myoblasten, Fibroblasten [48, 82],
– „Knochenmarkzellen" [25a] bzw. endostale [55], retikuläre mesenchymale [70] und perisinusoidale [43] Zellen des Knochenmarkes,
– pluripotente Mesenchymalzellen (Perizyten [61, 76, 99a],

- Zellen des Periost [13, 34, 47] bzw.
- Synovialzellen [77].

Wahrscheinlich wird aber immer der gleiche mesenchymale Zelltyp, der im Gefäßbindegewebe um kleinste Kapillaren lokalisiert sein soll, durch das BMP und seine weniger hoch gereinigten Komplexe induziert. Ob eine Induktion der indeterminierten bzw. determinierten Osteoprogenitor-Zellen [21, 54] nach der orthotopen Implantation erfolgt, konnte bisher nicht geklärt werden. Lindholm et al. [43] verneinen diese Möglichkeit.

Hochgereinigtes BMP aggregiert schnell mit Osteonektin, Calmodulin, Histonen, Osteokalzin und weiteren, Glutaminsäure enthaltenden sowie anderen, nicht-kollagenen Proteinen zu einem hydrophoben Komplex [76a]. Aufgrund der vorhandenen Komplexbildung wird die osteoinduktive Aktivität des BMP, im Vergleich zu einer Implantation der reinen Substanz, deutlich gesteigert [77]. Dies wird auch durch Versuche bestätigt, in denen dissoziativ hoch aufgeschlüsselte Matrixfraktionen erst nach der Rekombination mit nicht-kollagenen Glykophosphoproteinen wieder einen osteoinduktiven Effekt hatten [37]. Da eine Isolierung des BMP aus dem Komplex schwierig ist, wird zu 95% gereinigtes BMP für die experimentellen Untersuchungen und die klinischen Implantationen eingesetzt.

In Tierexperimenten wurde versucht, die Knochenheilung durch die Implantation von xenogenem BMP zu fördern [43, 49, 76a, 83, 107, 110]. Gleichzeitig wurde das aus menschlichem Knochen gewonnene Protein klinisch, in der Regel jedoch mit einer Knochenplastik und einer Umstellung des Verfahrens kombiniert, mit gutem Erfolg eingesetzt [27–29].

Neben BMP und einem seine Wirkung blockierenden Protein [20] wurden aus Knochenmatrixextrakten weitere Faktoren isoliert. Zu diesen gehören:

- das Osteonektin [87],
- der „chemotaktische Faktor" [79],
- der „skeletal growth factor" [19], der auch aus der Knochenmatrix von Schweinen gewonnen werden konnte [113],
- der „intramembraneous osteogenic factor" [91],
- der „coupling factor" [26],
- der „bone derived growth factor" [14],
- „matrix factor" [74] und
- knorpelinduzierende Faktoren der kollagenen Matrix [78].

Da alle zuletzt aufgeführten Faktoren entweder an der Regulation des physiologischen Remodeling bzw. – über eine parakrine Wirkung – an der Frakturheilung oder/und am osteoinduktiven Prozeß beteiligt sein sollen, empfehlen Reddi et al. [66], sie in Anlehnung an Lacroix [38] als „Osteogenine" zu bezeichnen.

Eigene Untersuchungen zur Osteoinduktion

Die eigenen Untersuchungen lassen den tatsächlichen Ablauf der Entstehung von Knochengewebe in der Muskulatur von Nagetieren nach der Implantation einer osteoinduktiven Substanz, wie z.B. allogener Knochengelatine, letztendlich ungeklärt. Wie oben beschrieben, wird gefordert, daß Ossikel am heterotopen Ort nur über eine Knochenbildung *in* mineralisiertem Knorpel entstehen können. In den Bauchmuskelpräparaten von Spraque-Dawley-Ratten fanden sich nach der heterotopen Implantation von allogener Knochengelatine und der stattgehabten Osteoinduktion in einer groß angelegten Versuchsserie jedoch nur in einem kleinen Teil der Präparate, trotz der Anfertigung von Serienschnitten, Knorpelareale. In der Regel lagen die entstandenen Ossikel frei im Gewebe, ohne daß eine Beteiligung von Knorpelzellen an ihrem Aufbau nachzuweisen war. So erscheint es nach den eigenen Ergebnissen fraglich, ob die heterotope Osteogenese tatsächlich nur über den oben beschriebenen Kaskadenmechanismus möglich ist.

Gegen diesen als den ausschließlich möglichen Mechanismus sprechen auch die Ergebnisse und Beobachtungen von Caplan et al. [16] und Glowacki u. Mulliken [23]. Nach Caplan ist nach der Implantation eines Matrixextraktes die heterotope Knorpel- und die Knochenformation räumlich unabhängig voneinander. Der in der Muskulatur induzierte Knorpel wird nicht durch Knochengewebe ersetzt, sondern Gefäße und Knochenmarkelemente treten an seine Stelle. Dies geschieht in Analogie zur embryonalen Knochenbildung, bei der der Knorpelersatz ebenfalls durch Gefäße und Knochenmark erfolgt, räumlich abgesetzt von der Knochenbildung. Erst aus der mineralisierten Knorpelmatrix freigesetzte Faktoren (s. [78]) bedingen die Induktion mesenchymaler Zellen und deren Umwandlung in knochenbildungsfähige. Durch einsprossende Kapillaren sollen diese induzierbaren Zellen an die Knorpelareale herangeführt werden [15].

Diese Vorstellung wird von Glowacki u. Mulliken [23] unterstützt, die keine Aktivität der alkalischen Phosphatase in den degenerierenden Chondrozyten von mineralisiertem, heterotop induziertem Knorpelgewebe nachweisen konnten. Die Aktivität des Enzyms war ausschließlich in fibroblastäre Zellen, die den Knorpelarealen unmittelbar angelagert waren, zu beobachten, d. h. der Knochen ersetzt nicht den Knorpel, sondern das Knochengewebe entstand neben diesem.

Nach Experimenten von Ksiazek [36] führen nur mineralisierte Knorpeltransplantate zu einer heterotopen Osteoinduktion, wogegen die Implantation demineralisierten Knorpelgewebes ohne Wirkung ist. Ksiazek folgert, daß nur in mineralisierter Knorpelmatrix osteoinduktive Faktoren enthalten sind, die nach ihrer Freisetzung aus dem Knorpel, z. B. nach dessen Aufschlüsselung durch einsprossende Gefäße, die Formation von Knochengewebe erlauben.

Die eigenen Untersuchungen bestätigten oben genannte Vorstellungen nur teilweise. Zahlreiche Präparate waren nach der Implantation von allogener Knochengelatine in die Bauchmuskulatur der Spraque-Dawley-Ratten und der Entstehung vitaler Ossikel dort gänzlich ohne Knorpelareale [67]. Dagegen fanden sich eindeutige Hinweise für eine Knochenentstehung direkt aus dem Bindegewebe heraus, also im Sinne einer desmalen Ossifikation. Andere Schnittpräparate zeigten eine Knochenbildung auf der Oberfläche von Knochengelatinepartikeln, erneut ohne eine Beteiligung von Knorpelzellen.

Es muß daher angenommen werden, daß die heterotope Knochenbildung auf verschiedenen, parallelen Wegen ablaufen kann, d. h. einerseits über die enchondrale Ossifikation nach dem Kaskadenmechanismus, andererseits direkt über eine Induktion von indeterminierten Osteoprogenitorzellen ([21, 54] s. dagegen [43]). Die Effektoren für diese Wege der Induktion sind möglicherweise nicht in den implantierten Matrixextrakten enthalten, sondern werden erst von den durch die Matrixextrakte induzierten Knorpelzellen produziert und in die chondroide Matrix abgegeben. Aus dieser werden sie nach der Mineralisation und Knorpelmatrixaufschlüsselung an die Umgebung abgegeben. Nach ihrer Freisetzung und Diffusion in das umgebende Gewebe entstehen dann Bilder wie bei einer desmalen Ossifikation.

Das Ausbleiben jeder osteoinduktiven Wirkung in der Muskulatur von Mischlingshunden nach der Implantation allogener Knochengelatine ist in eigenen Versuchen [67] am ehesten auf intensive immunologische Reaktionen gegen die nicht osteoinduktiven, individualspezifischen, in der allogenen Knochengelatine enthaltenen Proteine zurückzuführen [7, 18, 32]. Geht man davon aus, daß in den eigenen und den genannten Untersuchungen aktive Matrixextrakte implantiert wurden, dann ist das Versagen dieser Materialien zurückzuführen auf:
– eine nicht ausreichende Zahl induzibler Zellen am Implantationsort,
– die mögliche Anwesenheit von Faktoren in der Matrix, die das induktive Signal unterbinden [7],
– eine verminderte Konzentration der induktiven Proteine im Knochen der höheren Organismen, aus dem die Matrixextrakte gewonnen wurden [32], oder
– ein Blockieren der chondro- bzw. osteogenetischen Wirkung der aktiven Bestandteile der Matrixfraktionen durch die intensive immunologische Reaktion auf die mitimplantierten, nicht osteoinduktiven Bestandteile der Knochengelatine.

Da das Vorkommen osteoinduktiver Substanzen u.a. im Knochen des Schafs, des Menschen, des Hundes und des Affen nachgewiesen werden konnte und mit Knochengelatine von Hunden, Schafen und Menschen in Spraque-Dawley- bzw. immuninkompetenten Nacktratten eine Osteoinduktion möglich ist [68, 69], und Thielemann (pers. Mitteilung) nach der Gabe von Zyklosporin A sehr wohl eine osteoinduktive Wirkung allogener Knochengelatine im Schaf beobachtete, scheint die zuletzt genannte Erklärung, daß der osteoinduktive Prozeß durch eine immunologische Reaktion negativ beeinflußt wird, die wahrscheinlichste.

Für diese Erklärung sprechen auch die zahlreichen, ortho- und heterotop erfolgreichen Implantationen von xenogenem, bovinem BMP in den verschiedensten Spezies. Das offensichtlich nicht antigene BMP löste bei xenogener Implantation bei erhaltener osteoinduktiver Wirkung keinerlei immunologische Reaktionen aus, so daß dieses Problem möglicherweise durch den Einsatz der hochgereinigten Matrixfaktoren zu umgehen wäre [17a, 43, 49, 50, 76a 83, 84, 107, 109]. Bereits Urist et al. [110] mußten jedoch feststellen, daß mit ständiger Hochreinigung der Matrixextrakte und der Isolierung der aktiven Proteine aus denselben sowohl die Inzidenz abnahm, mit der nach einer heterotopen Implantation eine Knochenbildung durch die Faktoren auszulösen war, wie ebenso die Menge des durch die hochgereinigten Substanzen zu induzierenden Knochengewebes deutlich reduziert wurde.

Little [74] konnte nachweisen, daß durch eine Zerstörung antigener Strukturen der Knochenmatrix deren osteoinduktive Kapazität vernichtet wird. Auch der Versuch von Takaoka [86] deutet auf die Notwendigkeit der gemeinsamen Applikation eines immunologische Vorgänge auslösenden Materials – zusammen mit dem osteoinduktiven Protein – hin, um überhaupt heterotop eine Knochenbildung herbeiführen zu können. Daraus ergibt sich, daß die Hochreinigung der Knochenmatrix und die Extraktion der verschiedensten biologisch aktiven Faktoren aus ihr zwar zu einem zunehmend besseren Verständnis der Steuerung von Knochenzellen führt, daß als Knochenersatzmittel die aus der Matrix extrahierten Faktoren allein eingesetzt aber wahrscheinlich die erwarteten Leistungen nicht erbringen können.

Zur Zeit ist die Interaktion der zahlreichen Mediatoren, die aus dem Knochengewebe gewonnen werden, mit den bei entzündlichen Prozessen beteiligten Monokinen und Lymphokinen noch ungeklärt. Daß eine intensive Wechselwirkung zwischen den osteogenen Faktoren und den Zytokinen besteht und ein Zusammenspiel dieser Substanzen – zumindest für die Steuerung des osteoinduktiven Prozesses – notwendig ist, konnten Mahy u. Urist [45] eindrücklich zeigen. Da jede Veränderung der Homöostase des Knochengewebes, ob traumatisch oder chirurgisch bedingt, eine Aktivierung von mesenchymalen Zellen und die Auslösung einer Entzündungsreaktion verursacht, muß davon ausgegangen werden, daß nur bei einem besseren Verständnis der oben genannten Wechselwirkung, bei der erfolgreichen Isolierung der „knochenbildenden" bzw. der die Knochenbildung „steuernden" Faktoren bzw. Faktorengruppen und bei der Festlegung einer adäquaten „Dosierung" solcher Substanzkomplexe bei ihrer gemeinsamen Applikation ein Knochenersatzmittel entwickelt werden kann, das tatsächlich eine die Knochenheilung bzw. -bildung fördernde Wirkung zeigt.

Trotz der geleisteten intensiven Forschungsarbeit und der im Tierversuch (Nagetiere) in bezug auf die Osteoinduktion hervorragenden Eigenschaften können zur Zeit Matrixextrakte und die aus ihnen isolierbaren Faktoren für einen Einsatz als Knochenersatzmittel nicht empfohlen werden.

Literatur

1. Albert TJ, Guterman JA, Morton CL, Lank J, McLaughlin RE (1989) Demineralized bone matrix induced protein synthesis and bone formation in canine muscle. In: Aebi M, Regazzoni P (eds) Bone transplantation. Springer, Berlin Heidelberg New York Tokyo, p 213
2. Amitani K, Ono K, Sakamoto Y, Nakata Y (1973) A bone inducing factor from osteosarcoma. Proc Sym Chem Physiol Pathol 13:158
3. Anastassiades T, Irwin D, Woods A, Robertson W (1984) The effect of solubilized bone matrix fractions from different mamalian species on glycosaminogylcan synthesis by cultured fibroblasts. Comp Biochem Physiol 79 [Br] 4:623–631
4. Annersten S (1940) Experimentelle Untersuchungen über die Osteogenese und die Biochemie des Frakturkallus. Acta Chir Scand [Suppl] 84:60–77
5. Aspenberg P, Wittbjer J, Thorngren KG (1986) Pulverized bone matrix as an injectable bone graft in rabbit radius defects. Clin Orthop 206:261–269
6. Aspenberg P, Wittbjer J, Thorngren KG (1987) Bone matrix and marrow versus cancellous bone in rabbit radial defects. Arch Orthop Trauma Surg 106:335–340
7. Aspenberg P, Lohmander LS, Thorngren KG (1988) Failure of bone induction by bone matrix in adult monkeys. J Bone Joint Surg [Br] 70:625–627
8. Axhausen W (1952) Die Knochenregeneration: ein zweiphasisches Geschehen. Z Chir 77:435–442
9. Bauer FCH, Urist MR (1981) Human osteosarcoma derived soluble bone morphogenetic protein. Clin Orthop 154:291–295
10. Bauer FCH, Nilsson OS, Thörnkvist H, Lindholm TC, Lindholm TS (1984a) Effect of a diphosphonate on the osteoinductive activity of rat bone matrix. Clin Orthop 185:144–151
11. Bauer FCH, Nilsson OS, Thörnkvist H (1984b) Formation and resorption of bone induced by demineralized bone matrix implants in rats. Clin Orthop 191:139–143
12. Burwell G (1966) Studies in the transplantation of bone. J Bone Joint Surg [Br] 48:532–566
13. Canalis EM, Burnstein FD (1985) Osteogenesis in vascularized periosteum. Interactions with underlying bone. Arch Otolaryngol 111:511–523
14. Canalis EM, Raisz LG (1979) Conditioned medium from cultured fetal rat calvaria stimulates bone formation in vitro. Clin Res 27: Abst 591A
15. Caplan AI (1984) Cartilage. Sci Am 2:91–97
16. Caplan AI, Ohgushi H, Goldberg VM (1988) Cellular and molecular events of bone formation and repair. Calcif Tissue Int [Suppl] 42: Abst 112

17. Cummine J, Armstrong L, Nade S (1982) Osteogenesis after bone and bone marrow transplantation. Acta Orthop Scand 54:235–241
17a. Dawser EG, Nilsson OS, Lovell T, Urist MR (1985) Bone morphogenetic protein augmented experimental and clinical spinal fusion. Abstracts 31st Annual ORS. Las Vegas, p 108
18. Etter C, Ochsner P, Aebi M, Thielemann FW (1988) Die osteoinduktive Eigenschaft von OCG unter verschiedenen tierexperimentellen Bedingungen. In: Hackenbroch MH, Refior HJ, Wirth CJ (eds) Knorpel- Knochentransplantation. Thieme, Stuttgart, pp 82–86
19. Farley JR, Baylink DJ (1982) Purification of a sceletal growth factor from human bone. Biochemistry 21:3502–3507
20. Finerman GAM, Brownell A, Gerth N, Urist MR (1986) An inhibitor of the bone morphogenetic protein. 32nd Annual ORS, New Orleans, p 271
21. Friedenstein AJ (1973) Determined and inducible osteogenic precursor cells. In: Elliot K, Fitzsimmonds DW (eds) Hard tissue growth, repair and mineralization. Ciba-Foundation Symposium 11. Associated Scientific Publishers, Amsterdam, pp 169–178
22. Gebhardt M, Lane JM, Healey JH, Burstein A, Albert S (1986) Outcome of segmental demineralized bone matrix and demineralized bone matrix powder implanted bone defects. 32nd Annual ORS, New Orleans, p 66
23. Glowacki J, Mulliken JB (1985) Demineralized bone implants. Clin Plast Surg 12:233–241
24. Glowacki J, Wilcon S (1988) An hypothesis on the origin of osteoblasts induced by demineralized bone matrix in rats. Calcif Tissue Int [Suppl] 42:Abst 14
25. Hanamura H, Higucki Y, Nakagawa M, Iwata H, Nogami H, Urist MR (1980) Solubilized bone morphogenetic protein from mouse osteosarcoma and rat demineralized bone matrix. Clin Orthop 148:281–290
25a. Hirano H, Urist MR (1981) Bone forming and bone resorbing cell lines derived from bone marrow in tissue culture. Clin Orthop 154:234–239
26. Howard GA, Bottemiller BL, Baylink DJ (1980) Evidence for the coupling of bone formation to bone resorption in vitro. Met Bone Dis Rel Res 2:131–135
26a. Iwata H, Urist MR (1972) Protein polysaccharide of bone morphogenetic matrix. Clin Orthop 87:257–274
27. Johnson EE, Urist MR, Finerman GAM (1985) Preliminary report on treatment of deficient non-unions of the lower extremity with adjunct use of bone morphogenetic protein. 31st Annual ORS, Las Vegas, p 213
28. Johnson EE, Urist MR, Finerman GAM (1988a) Bone morphogenetic protein augmentation of resistent femoral non-unions: a preliminary report. Clin Orthop 230:257–265
29. Johnson EE, Urist MR, Finerman GAM (1988b) Repair of segmental defects of the tibia with cancellous bone grafts augmented with human bone morphogenetic protein. Clin Orthop 236:249–257
30. Johnson KA, Howlett CR, Bellinger CR (1985) Comparison of canine and rabbit bone marrow osteogenesis in diffusion chambers. Calcif Tissue Int [Suppl] 38:Abst 15
31. Johnson KA, Howlett CR, Bellinger CR, Armati-Gulson P (1988) Osteogenesis by canine and rabbit bone marrow in diffusion chambers. Calcif Tissue Int 42:113–118
32. Kakiuchi M, Hosoya T, Takaoka K, Amitani K, Ono K (1985) Human bone matrix gelatine as a clinical alloimplant. Int Orthop 9:181–192
33. Katthagen BD (1986) Knochenregeneration mit Knochenersatzmitteln. Springer, Berlin Heidelberg New York Tokyo. (Hefte Unfallheilkunde Bd 178)
34. Kawamura M, Urist MR (1988) Induction of callus formation by implants of bone morphogenetic protein and associated bone matrix noncollagenous proteins. Clin Orthop 236:240–248
35. Kreicsberg A, Köhler P (1986) Reconstruction of large sceletal defects by autoclaved reimplants supplemented with allogeneic bone matrix. 32nd Annual ORS, New Orleans, p 70
36. Ksiazek T (1983) Bone induction by calcified cartilage transplants. Clin Orthop 172:243–250
37. Kuberasampath T, Reddi AH (1981) Dissociative extraction and reconstitution of bone matrix components involved in bone induction. Calcif tissue Int 33:296–301
38. Lacroix P (1945) Recent investigations in the grwoth of bone. Nature 156:576–581
39. Lacroix P (1951) The organization of bones. Churchill, London
40. Levander G (1908) A study of bone regeneration surgery. Surg Gynecol Obstet 67:705–712

41. Levander G (1941) Über Knochenregeneration. Formulierung einer Fragestellung vom kausalosteogenetischen Gesichtspunkt aus. Klin Wochenschr 20:40–52
42. Lindholm TS, Nilsson OS, Lindholm TC (1982) Extrasceletal and intrasceletal new bone formation induced by demineralized bone matrix combined with bone marrow cells. Clin Orthop 171:251–257
43. Lindholm TC, Lindholm TS, Alitalo J, Urist MR (1988) Bovine bone morphogenetic protein induced repair of skull trephine defects in sheep. Clin Orthop 227:265–268
44. Little H (1972) The osteogenic factor. J Bone Joint Surg [Br] 54:197–202
45. Mahy PR, Urist MR (1988) Experimental heterotopic bone formation induced by bone morphogenetic protein and recombinant human IL-1B. Clin Orthop 237:236–244
46. Mecham RP (1987) The biology of connective tissue: regulation of mesenchymal cell differentiation by extracellular matrix. In: Peck WA (ed) Bone and mineral research, Vol 5. Elsevier, Amsterdam, pp 185–208
47. Nakahara T, Takaoka K, Koezuka M, Sugamoto K, Tsuda T, Ono K (1989) Periosteal bone formation elicited by partially purified bone morphogenetic protein. Clin Orthop 239:299–305
48. Nathanson MA, Hilfer SR, Searis RL (1978) Formation of cartilage by non-chondrogenic cell types. Dev Biol 64:99–112
49. Nilsson OS, Urist MR, Dawson E, Schmalzried T, Finerman GAM (1985) Healing of segmented ulnar defects in dogs under the influence of bone morphogenetic protein. 31st Annual ORS, Las Vegas, Abst 107
50. Nilsson OS, Urist MR, Dawson EG, Schmalzried T, Finerman GAM (1986a) Bone repair induced by bone morphogenetic protein in ulnar defects in dogs. J Bone Joint Surg [Br] 68:635–641
51. Nilsson OS, Bauer H, Brosjo O, Törnkvist H (1986b) Influence of indomethacin on induced heterotopic bone formation in rats. Clin Orthop 207:239–245
52. Obertalhoff H (1947) Zur Frage der Knochenneubildung. Chirurg 17/18:123–137
53. Oikarinen J, Korhonen LK (1979) Repair of bone defects by bone inductive material. Acta Orthop Scand 50:21–27
54. Owen M (1978) Histogenesis of bone cells. Calcif Tissue Res 25:205–207
55. Paley D, Young MC, Wiley AM, Fornasier VL, Jackson RW (1986) Percutaneous bone marrow grafting of fractures and bony defects. Clin Orthop 208:300–312
56. Poser JW, Loppinger WJ, Lucas DS (1985) Transforming growth factor β induces neonatal rat muscle cells to become chondrocytes. Calcif Tissue Int [Suppl] 38:Abst 79A
57. Putte van de K, Urist MR (1966) Osteogenesis in the interior of intramuscular implants of calcified bone matrix. Clin Orthop 43:257–270
58. Rath NC, Reddi AH (1979) Collagenous bone matrix is a local mitogen. Nature 278:855–857
59. Ray RD (1957) Bone Implants. J Bone Joint Surg [Am] 39:1119–1127
59a. Reddi AH (1973) Bone matrix in the solid state: geometric influence on differentiation of fibroblasts. In: Lawrence JH, Gotman JW (eds) Advances in biological and medical physics vol 15. Academic Press, New York, pp 1–32
60. Reddi AH (1976) Collagen and cell differentiation. In: Ramachondian GN, Reddi AH (eds) Biochemistry of collagen. Plenum, New York, pp 447–478
61. Reddi AH (1981) Cell biology and biochemistry of endochondral bone development. Collagen Res 1:209–226
62. Reddi AH, Huggins CB (1972) Biochemical sequences in the transformation of normal fibroblasts in adolescent rats. Proc Natl Acad Sci USA 69:1601–1605
63. Reddi AH, Sullivan NE (1980) Matrix-induced endochondral bone differentiation: influence of hypophysectomie, growth hormone and thyroid stimulating hormone. Endocrinology 107:1291–1299
64. Reddi AH, Anderson WA (1976) Collagenous bone matrix induced endochondral ossification and hemopoiesis. J Cell Biol 69:557–569
65. Reddi AH, Gay R, Gay S, Miller EJ (1977) Transitions in collagen types during matrix induced cartilage, bone and bone marrow formation. Proc Natl Acad Sci USA 74:5589–5597
66. Reddi AH, Wientroub S, Mutukumaran N (1987) Biologic principles of bone induction. Orthop Clin North America 18(2):207–213

67. Rueger JM (1989) Knochenersatzmittel. Habilitationsschrift, Universität Frankfurt
68. Rueger JM, Wagner K, Konold P, Pannike A (1986) Biologische Wertigkeit von humaner Knochengelatine im Tier. Langenbecks Arch Chir [Suppl] : 23–27
69. Rueger JM, Wagner K, Siebert HR, Pannike A (1987) Is there a homology or a species specificity of bone gelatine's active fraction? In: Pizzoferrato A, Marchetti PG, Ravaglioli A, Lee AJC (eds) Biomaterials and clinical application. Elsevier, Amsterdam, pp 747–751
70. Sakata H, Tagaki K (1987) Effect of bone marrow mononuclear phagocytes on the bone matrix-induced bone formation in rats. Clin Orthop 220 : 253–258
71. Sampath TK, Reddi AH (1981) Dissociative extraction and reconstruction of extracellular matrix components involved in local bone differentiation. Proc Natl Acad Sci USA 78 : 7599–7603
72. Sampath TK, Reddi AH (1984) Distribution of bone inductive proteins in mineralized and demineralized extracellular matrix. Biochem Biophys Res Com 119 : 949–956
73. Sampath TK, Reddi AH (1984b) Importance of geometry of the extracellular matrix in endochondral bone differentiation. J Cell Biol 98 : 2129–2197
74. Sampath TK, DeSimone DP, Reddi AH (1982) Extracellular bone matrix-derived growth factor. Exp Cell Res 142 : 460–464
75. Sampath TK, Wientroub S, Reddi AH (1984c) Extracellular matrix proteins involved in bone induction are vitamin D dependent. Biochem Biophys Res Com 124 : 829–835
76. Sato K, Urist MR (1984) Bone morphogenetic protein induced cartilage development in tissue culture. Clin Orthop 183 : 180–187
76a. Sato K, Urist MR (1985) Induced regeneration of calvaria by bone morphogenetic protein in dogs. Clin Orthop 197 : 301–306
77. Sato K, Miura T, Iwata M (1988) Cartilaginous transdifferentiation of tenosynovial cells under the influence of bone morphogenetic protein in tissue culture. Clin Orthop 236 : 233–239
78. Seyedin SM, Thomas TL, Thompson AY, Rosen DA, Piez KA (1985) Purification and characterization of two cartilage inducing factor from bovine demineralized bone. Proc Natl Acad Sci USA 82 : 2267–2271
79. Somerman M, Hewitt AT, Varner HH, Schiffmann E, Reddi AH, Termine JD (1982) The role of chemotaxis in bone induction. In: Silberman M, Slavkin HL (eds) Current advances in skeletogenesis. Exerpta Medica, Amsterdam, pp 56–59
80. Somerman M, Hewitt AT, Varner HH, Schiffmann E, Termine JD, Reddi AH (1983) Identification of a bovine matrix-derived chemotactic factor. Calcif Tissue Int 35 : 481–485
81. Syfestad GT, Urist MR (1980) Growth hormone dependent matrix induced heterotopic bone formation. Proc Soc Exp Biol Med 163 : 411–421
82. Syfestad GT, Triffith JT, Urist MR (1984) An osteoinductive bone matrix extract stimulates in vitro conversion of mesenchymal cell into chondrocytes. Calcif Tissue Int 36 : 625–631
83. Tagaki K, Urist MR (1982a) The reaction of the dura to bone morphogenetic protein in repair of skull defects. Ann Surg 198 : 100–107
84. Tagaki K, Urist MR (1982b) The role of bone marrow in bone morphogenetic protein induced repair of femoral massive diaphyseal defect. Clin Orthop 171 : 224–229
85. Takaoka K, Ono K, Amitani K, Kishimoto R, Nakata Y (1980) Solubilization and concentration of a bone inducing substance from murine osteosarcoma. Clin Orthop 148 : 274–279
86. Takaoka H, Nakahra H, Yoshikawa H, Masuhara K, Tsuda T, Ono K (1988) Ectopic bone induction on and in porous hydroxyapatite combined with collagen and bone morphogenetic protein. Clin Orthop 234 : 250–254
87. Termine JD, Kleinmann HK, Whitson SW, Conn KM, McGarvey ML, Martin GR (1981) Osteonectin, a bone specific protein, linking mineral to caollagen. Cell 26 : 99–105
88. Thielemann FW (1982) Persönliche Mitteilung
89. Thielemann FW (1984) Die Bedeutung der parakrinen Mechanismen der Knochenmatrix bei Regenerationsvorgängen des Knochengewebes. Habilitationsschrift, Universität Tübingen
90. Thielemann FW, Veihelmann D, Schmidt K (1980) Osteogenetische Wirkung von Knochenmatrix und Knochengelatine. Hefte Unfallheilkd 148 : 241–243

91. Thielemann FW, Alexa M, Herr G, Schmidt K (1982a) Matrix induced intramembraneous osteogenensis. In: Silberman M, Slavkin HL (eds) Current advances in skeletogenesis. Exerpta Medica, Amsterdam, pp 67–73
92. Thielemann FW, Spaeth G, Veihelmann D (1982b) Osteoinduction. Part 1. Arch Orthop Trauma Surg 99:217–222
93. Thielemann FW, Schmidt K, Koslowski L (1982c) Osteoinduction. Part 2. Arch Orthop Trauma Surg 100:73–81
94. Thielemann FW, Schmidt K, Veihelmann D, Herr G (1982d) Orthotope Implantation von osteogeninhaltiger Gelatine zur Defektüberbrückung. Langenbecks Arch Chir [Suppl] 245:151–153
95. Thielemann FW, Schmidt K, Koslowski L (1983) Neue Aspekte in der Behandlung größerer Knochendefekte. Akt Traumatol 13:115–119
96. Tuli SM, Singh AD (1978) The osteoinductive property of decalcified bone matrix. J Bone Joint Surg [Br] 60:116–123
97. Urist MR (1965) Bone-formation by autoinduction. Science 150:893–911
98. Urist MR (1970) The substratum for bone morphogenesis. Dev Biol [Suppl] 4:125–136
99. Urist MR (1980) Bone transplants and implants. In: Urist MR (ed) Fundamental and clinical bone physiology. Lippincott, Philadelphia, pp 331–368
99a. Urist MR (1981) New bone formation induced in postfetal life by bone morphogenetic protein. In: Becker RO (ed) Mechanisms of grwoth control. C.C. Thomas, Springfield, pp 173–201
100. Urist MR (1989) Bone morphogenetic protein induced bone formation and the bone-bone marrow consortium. In: Aebi M, Regazzoni P (eds) Bone transplantation. Springer, Berlin Heidelberg New York Tokyo, pp 185–197
101a. Urist MR, Strates BS (1971) Bone morphogenetic protein. J Dent Res (Suppl 6) 50:1392–1399
102. Urist MR, Silberman BF, Buring K, Dubuc FL, Rosenberg JM (1967) The bone induction principle. Clin Orthop 53:243–271
103. Urist MR, Urist JM jr, Dubuc FL, Strates BS (1979) Quantitation of new bone formation in intramuscular implants of bone matrix in rabbits. Clin Orthop 68:279–288
104. Urist MR, Iwata H, Lecotti PA, Dorfmann RL, Boyd SD, McDowell RM, Chien C (1973) Bone morphogenesis in implants of insoluble bone gelatine. Proc Natl Acad Sci USA 70:3511–3515
105. Urist MR, Mikulski A, Lietze A (1979) Solubilized and insolubilized bone morphogenetic protein. Proc Natl Acad Sci USA 76:1828–1836
106. Urist MR, Mitzutani H, Conover MA, Lietze A, Finerman GAM (1982) Dentin, bone and osteosarcoma bone morphogenetic proteins. Prog Clin Biol Res 101:61–69
107. Urist MR, DeLange RJ, Finerman GAM (1983a) Bone cell differentiation and growth factors. Science 220:680–687
108. Urist MA, Sato K, Browenell AG et al. (1983b) Human bone morphogenetic protein. Proc Soc Exp Biol Med 173:194–201
109. Urist MR, Huo YK, Brownell et al. (1984a) Purification of bovine bone morphogenetic protein (bBMP) by hydroxyapatite chromatography. Proc Natl Acad Sci USA 81:371–379
110. Urist MR, Lietze A, Dawson E (1984b) β-TCP delivery system for bone morphogenetic protein (BMP). Clin Orthop 187:277–282
111. Vandersteenhoven JJ, Spector M (1983) Osteoinduction within porous polysulfone implants at extraoseous sites using demineralized allogeneic bone matrix. J Biomed Mat Res 17:793–806
112. Weiss RE, Reddi AH (1981) Appearance of fibronectin during the differentiation of cartilage, bone and bone marrow. J Cell Biol 88:630–636
113. Weiss A, Goncharova A, Mayer H, Silberman M (1988) In vitro response of mice chondrocytes to sceletal growth factor isolated from porcine fetal bone. Calcif Tissue Int [Suppl] 42:Abst 140
114. Weiss RE, Reddi AH (1980) Influence of experimental diabetes and insulin on matrix induced cartilage and bone differentiation. Am J Physiol 238:200–207
115. Wientroub S, Reddi AH, Hale ML, McCarthy KF (1982) Matrix induced bone and marrow development: a model for postfetal hematopoiesis. Exp Hematol [Suppl 12] 10:153–167
116. Wientroub S, Wahl LM, Feuerstein N, Winter CC, Reddi AH (1983) Changes in tissue concentration of prostaglandins during endochondral bone differentiation. Biochem Biophys Res Com 117:746–750

117. Wittbjer J, Nosslin B, Palmer B, Thorngren KG (1982a) Bone formation of transplanted autologous bone matrix in rabbit evaluated by technetium radionuclide bone imaging. Scand J Plast Reconstr Surg 16:23–28
118. Wittbjer J, Palmer B, Thorngren KG (1982b) Osteogenetic properties of reimplanted decalcified and undecalcified autologous bone in the rabbit radius. Scand J Plast Reconstr Surg 16:239–244
119. Wlodarski KH (1982) Heterotopic bone marrow formation in xenogeneic implants of insoluble bone matrix gelatine. Clin Orthop 171:210–212
120. Wolpert L (1969) Positional information and the special pattern of cellular differentiation. J Theor Biol 25:1–7

Teil II

Experimentelle Untersuchungen zum Knochenersatz mit bovinem Apatit

W. Schlickewei und Ch. Paul

Abt. Unfallchirurgie (Ärztl. Dir. Prof. Dr. E.H. Kuner) der Chirurgischen Universitätsklinik, W-7800 Freiburg i. Br., Bundesrepublik Deutschland

Trotz vielfältiger Bemühungen steht derzeit ein in jeder Situation einfach anwendbares Knochenersatzmaterial im klinischen Alltag nicht zur Verfügung. Die osteoinduktiv wirkenden Knochenmatrixextrakte konnten bisher nicht die in sie gesetzten Erwartungen erfüllen, lediglich von Kalziumphosphaten liegen erfolgversprechende Resultate im klinischen Bereich vor [1, 5]. Insgesamt kann man sagen, daß noch keine Substanz die zu fordernden Voraussetzungen als Knochenersatzmittel, nämlich gute Verträglichkeit, hohe osteoinduktive bzw. osteokonduktive Wirkung, mechanische Belastbarkeit und zeitgerechter Einbau sowie Resorption, erfüllt. Diese Tatsache rechtfertigt es, weitere experimentelle und tierexperimentelle Untersuchungen anzustellen.

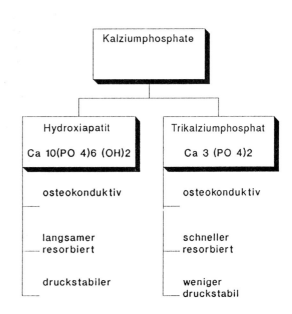

Abb. 1. Knochenersatzmaterialien

In der Gruppe der Kalziumphosphate liegen derzeit die meisten Erfahrungen als Knochenersatzmaterial auch bereits in der Klinik vor. Sowohl Hydroxiapatit als auch Trikalziumphosphat sind osteokonduktiv wirksam, die beiden Substanzgruppen unterscheiden sich in der Resorption und der Druckstabilität (Abb. 1). Von der Herstellung her sind sowohl synthetische Möglichkeiten als auch, wie bei der Substanz, die wir untersucht haben, die Gewinnung aus tierischem (theoretisch auch menschlichem) Knochen möglich. Während die bislang zur Verfügung stehenden synthetischen Apatitkristalle v. a. durch unterschiedliche Kristallformen und -dichte eine biologische Interferenz zum Empfängerknochen aufweisen können, steht mit einem bovinen Apatit wie Bio-Oss (Hersteller Fa. Geistlich, Wolhusen/Schweiz) ein tierisches Apatit in unveränderter Form zur Verfügung. Das Ma-

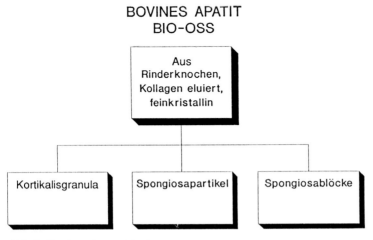

Abb. 2. Bovines Apatit Bio-Oss

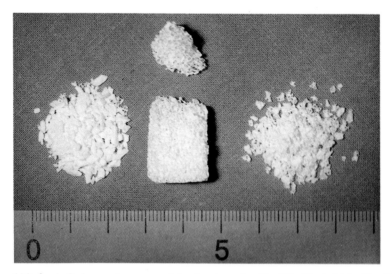

Abb. 3. Aufnahmen des verwendeten bovinen Apatits (Bio-Oss). *Links* Kortikalisgranulat, in der *Mitte* Spongiosablock, *rechts* Spongiosapartikel

terial ist aus Rinderknochen gewonnen, zunächst gereinigt und entfettet, das Kollagen ist eluiert, das Material ist als Kortikalis- und Spongiosapartikel erhältlich, die Spongiosa auch in Form von Spongiosablöcken (Abb. 2 und 3). Seit neuestem liegen jetzt auch mit Kollagen beschichtete Spongiosablöcke vor. Der wesentliche Unterschied zu den anderen vorliegenden synthetischen Apatiten ist die geringere Erhitzung im Rahmen der Herstellung und dadurch die feinkristalline Form des Apatits, die sich sowohl chemisch-analytisch als auch röntgendiffraktographisch nachweisen läßt. Die plättchenförmigen Kristalline haben eine Dichte von höchstens 100 Å, der Kalziumanteil liegt bei 38 %, der Phosphatanteil bei 17 %. Die Substanz ist weitgehend frei von organischen Materialien; Hydroxiprolin, die für Bindegewebe typische Aminosäure, läßt sich nicht nachweisen (Tabelle 1).

Tabelle 1. Bovines Apatit (Bio-Oss): Analyse

Feinkristallines Apatit
Blättchenförmige Kristallite
Dicke < 100 Å
Kalziumanteil ca. 38 %
Phosphatanteil ca. 17 %
Proteingehalt nach Lowry < 135 ppm
Hydroxiprolin < 23 ppm
Schwermetalle < 10 ppm

Elektronenmikroskopische Bilder der Substanz zeigen die Makro- und Mikroporen sowie die Schichtung der Kristallite, die dem entsprechenden Bild menschlichen Knochens sehr nahe kommt (Abb. 4 und 5).

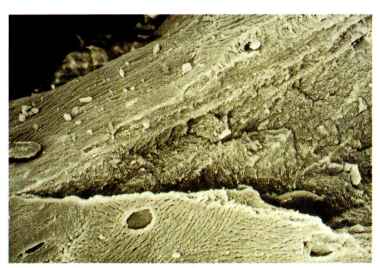

Abb. 4. Elektronenmikroskopische Aufnahme von bovinem Apatit (Spongiosablock). Oberflächenaufnahme, 600fache Vergrößerung. (Aufnahme Prof. Riede, Pathologisches Institut, Universität Freiburg)

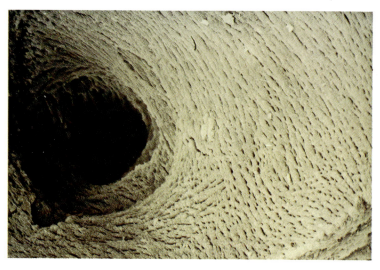

Abb. 5. Elektronenmikroskopische Aufnahme von bovinem Apatit (Spongiosablock). Ausschnittvergrößerung einer Mikropore. (Aufnahme Prof. Riede, Pathologisches Institut, Universität Freiburg)

Die Druckstabilität des Materials ist je nach Aufbereitung unterschiedlich. Als Spongiosablock liegt die Druckstabilität bei einem 1 cm breiten und 1 cm hohen Würfel bei ca. 50 N, während bei der kollagenbeschichteten Form der Spongiosablöcke die Druckstabilität mit ca. 1000 N deutlich höher liegt. Entsprechend muß das Material unter stabilen Voraussetzungen entweder in einem unbelasteten Areal oder unter dem Schutz einer übungsstabilen Osteosynthese eingebracht werden.

In früheren Untersuchungen konnten Kita et al. [2] eine gute osteokonduktive Wirkung der Substanz zeigen, Mandelkow [3] sah demgegenüber bei Merino-Schafen, daß die Knochenneubildung nicht gefördert, sondern sogar behindert wird.

Bei widersprüchlich vorliegenden Aussagen zur osteokonduktiven Wirkung und zur Frage der Beantwortung der Verträglichkeit und der Beurteilung einer langfristigen Resorbierbarkeit wurde eine experimentelle Studie bei Bastardkaninchen durchgeführt. Es wurden Bohrlochdefekte mit einem Durchmesser von 5 mm am distalen Femur bzw. Tibiakopf mit Spongiosapartikeln, Spongiosablöcken bzw. Spongiosablock mit Kollagenbeschichtung aufgefüllt (diese Resultate liegen derzeit noch nicht vor) sowie entsprechend in Leerversuchen überprüft. Der Tibiakopf bzw. das distale Femur wurde über eine mediale Inzision freigelegt, die aufgebohrte Höhle wurde mit Ringerlösung freigespült, um Bohrreste der körpereigenen Spongiosa zu beseitigen, die Faszie und die Haut wurden anschließend schichtweise verschlossen. Röntgenkontrollen bei allen Tieren wurden zur topographischen Lagekontrolle angefertigt.

Zur Versuchstierwahl (Kaninchen) sei vorab kritisch gesagt, daß für den Spongiosatest und die Regenerationsuntersuchung beim Kaninchen unterschiedliche Resultate in der Literatur vorliegen. Angelastet wird dem Modell die Spontanheilung. Im Leerversuch konnten wir allerdings zeigen, daß der Bohrlochdefekt bei entsprechendem Durchmesser nicht spontan überbrückt wird. Ähnliche Resultate konnten unabhängig davon Mittelmeier u. Nizard [4], Katthagen [1] sowie Schenk u. Willenegger [7] finden, so daß die Kritik am Versuchsaufbau bzw. der Versuchtierwahl nicht in dem Maß gilt, da große Defekthöhlen auch bei Langzeitbeobachtungen verbleiben.

Es wurden mindestens 6 Implantationen pro Gruppe durchgeführt, die Resultate wurden nach 4 Wochen bzw. 6 Monaten ausgewertet. Es wurden folgende Auswertungen durchgeführt: eine histologische und eine histomorphometrische Auswertung; es wurden eine polychrome Sequenzmarkierung zur Kontrolle des Knochenanbaues sowie ein Elisa-Test zur Prüfung der Antigenität sowie der antigenen Wirkung der Substanz durchgeführt. Die Histomorphometrie, die unterstützt durch Prof. Leder im Anatomischen Institut der Universität Freiburg mit einem computergestützten Auswertungsprogramm (Graustufenbildanalyse mit SES-Software) durchgeführt wird, zeigt, daß 6 Monate nach Einbringen der Substanz erst eine minimale Resorption nachzuweisen ist. Diese Resultate werden an anderer Stelle publiziert werden. Im Elisa-Test wurde eine bovine Apatitsuspension in Phosphatpufferlösung gebracht, die Kaninchenantikörper wurden mit Peroxidase konjugiert. Bei dem Versuchsaufbau hätte jetzt, falls Antikörper im Serum vorhanden gewesen wären, eine Färbung durch die Peroxidasekonjugation stattfinden müssen. Die Farbaktivität wurde mit optischer Dichtemessung überprüft. Es zeigte sich, daß keine antigene Wirkung der Substanz auftritt. Wir fanden auch bei den Tieren keine Abwehrreaktion, histologisch keine Fremdkörperreaktion und keine Abstoßungszeichen.

Die polychrome Sequenzmarkierung, durchgeführt in der von Rahn [6] beschriebenen Technik, zeigte die lamelläre Schichtung des angelagerten Knochens.

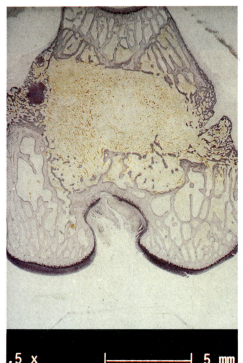 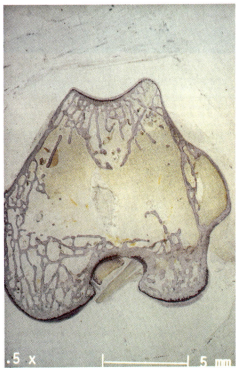

Abb. 6. Leerversuch nach 4 Wochen, 1,5fache Vergrößerung

Abb. 7. Leerversuch nach 6 Monaten, 1,5fache Vergrößerung

Die histologische Auswertung wurde an unentkalkten Knochenschnitten nach Methakrylateinbettung und McNeal-Tetrachromfärbung durchgeführt. Die Schnitte wurden bei Prof. Schenk im Anatomischen Institut der Universität Bern angefertigt.

Die feingewebliche Untersuchung der Präparate zeigte in der Gruppe der Leerversuche, wie bereits eingangs erwähnt, daß der Bohrlochdefekt ausreichend groß gewählt war, so daß eine spontane knöcherne Überbrückung im Beobachtungszeitraum nicht gefunden werden konnte. Abbildung 6 zeigt den Leerversuch nach 4 Wochen. Man sieht hier gut den von medial nach lateral eingebrachten Bohrkanal, an den Randzonen ist bereits wieder eine Abdeckelung zu erkennen, die Höhle selbst ist leer und zeigt keine Zeichen der knöcher-

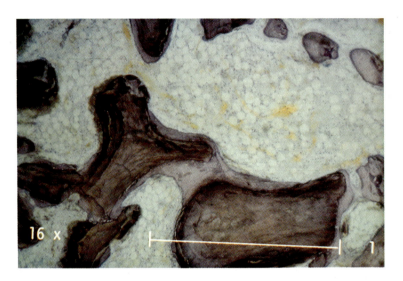

Abb. 8. Spongiosapartikel, Vierwochenversuch, 16fache Vergrößerung

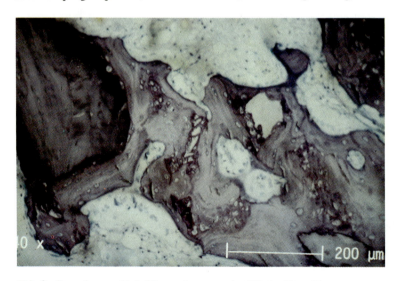

Abb. 9. Spongiosapartikel, Vierwochenversuch, 40fache Vergrößerung

nen Überbauung. Nach 6 Monaten sieht man im Leerversuch (Abb. 7) weiterhin eine leere Knochenhöhle, die Randzonen sind wieder fest knöchern überbrückt. Im Bohrlochdefekt selbst ist es zu keiner knöchernen Überbauung bzw. Neubildung von Knochen gekommen. Bei den entsprechenden Aufnahmen nach 4 Wochen, ausgefüllt mit Spongiosapartikeln (Abb. 8), sieht man, daß die Spongiosapartikel mit einem zarten Knochensaum entlang dem eingebrachten Material überzogen sind. In der Vergrößerung (Abb. 9) erkennt man die Leitschienenfunktion des eingebrachten Materials. Der Knochen hat sich entlang des bovinen Apatits gebildet. Er zeigt noch Umbauzeichen, z. T. liegt er als Faser-, z. T. bereits als Lamellenknochen vor. In den Aufnahmen nach 6 Monaten sieht man, daß die Spongiosapartikel jetzt netzartig miteinander verknüpft sind (Abb. 10.) Die lamelläre Schichtung hat sich genau entlang dem eingebrachten bovinen Apatit gebildet. In der weiteren Vergrößerung (Abb. 11) erkennt man, daß die Substanz nach 6 Monaten komplett von neugebildetem Knochen umgeben ist und damit ihrer Leitschienenfunktion voll gerecht wird. Die etwas größeren Kortikalisgranulate sind ebenfalls bereits nach 4 Wochen netzartig von neugebildetem Knochen umgeben, auch hier sieht man in der 40fachen Vergrößerung (Abb. 12) keine Zeichen einer Abstoßungsreaktion, die als Leitschienenfunktion wirksame Apatitstruktur ist erkennbar. Nach 6 Monaten bieten die Kortikalisgranulate ein ähnliches Bild wie die Spongiosapartikel. Die größeren Granulate sind wiederum praktisch komplett von neugebildetem lamellärem Knochen umgeben (Abb. 13). Die Spongiosablöcke zeigen bei der histologischen Auswertung ein entsprechendes Bild wie die bovinen Kortikalis- und Spongiosapartikel. In den histologischen Schnitten kann man gut erkennen, daß nach 4 Wochen z. T. Faser-, z. T. bereits Lamellenknochen das eingebrachte bovine Apatit umge-

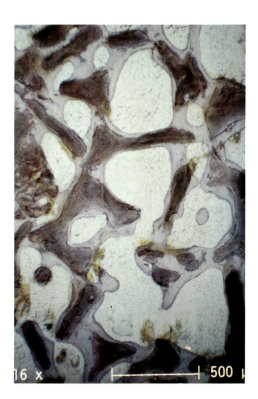

Abb. 10. Spongiosapartikel, Sechsmonatsversuch, 16fache Vergrößerung

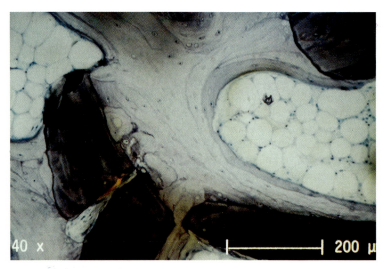

Abb. 11. Spongiosapartikel, Sechsmonatsversuch, 40fache Vergrößerung

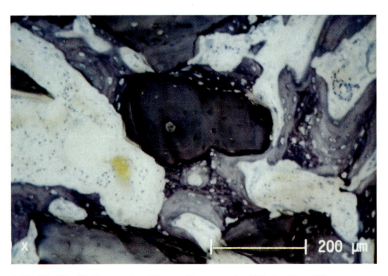

Abb. 12. Kortikalisgranulat, Vierwochenversuch, 40fache Vergrößerung

ben (Abb. 14). Beim Spongiosablock erkennt man ebenfalls nach 6 Monaten (Abb. 15) die Rundumbeschichtung des Materials mit lamellärem Knochengerüst, die Leitschienenfunktion ist hier auch in guter Form nachweisbar, die weiteren Vergrößerungen zeigen auch hier keine Hinweise für eine wesentliche Resorption der Substanz, die voll von neugebildetem Knochen umgeben ist.

Da es sich bei dem bovinen Apatit um ein natürliches Knochenmineral handelt, ist anzunehmen, daß ein physiologisches Remodeling zu erwarten ist. Das Remodeling des Materials findet unter dem Einfluß lokaler und systemischer Faktoren statt, zu erwarten

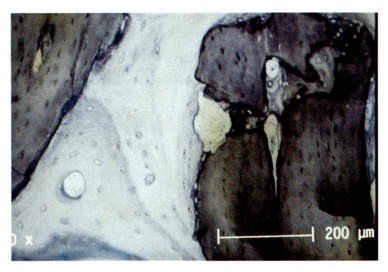

Abb. 13. Kortikalisgranulat, Sechsmonatsversuch, 40fache Vergrößerung

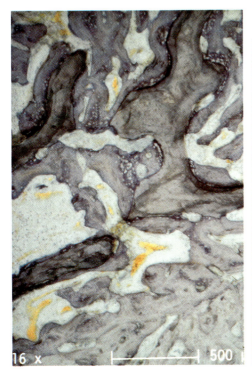

Abb. 14. Spongiosablock, Vierwochenversuch, 16fache Vergrößerung

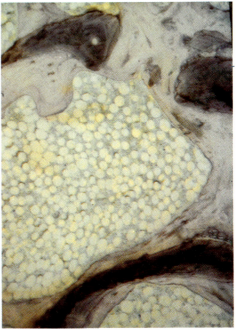

Abb. 15. Spongiosablock, Sechsmonatsversuch, 16fache Vergrößerung

ist hier eine Zeitdauer wie beim normalen Knochen von 1–5 Jahren beim Menschen bzw. 6 Monate bis 2 Jahre beim Nagetier, so daß in dem vorliegenden Beobachtungsintervall noch kein wesentliches Remodeling des bovinen Apatits zu erwarten ist (Spector, pers. Mitteilung).

Die Untersuchungen zeigen für das bovine Apatit eine sehr gute Verträglichkeit. Die Substanz ist in keiner Weise antigen wirksam, sie hat eine hohe osteokonduktive Leistung als Leitschienenfunktion für den neuzubildenden Knochen. Die Resorptionsrate ist entsprechend dem Gesagten nach dem Beobachtungszeitraum gering, da mit einem physiologischen Remodeling zu rechnen ist. Die mechanische Stabilität ist unterschiedlich, insgesamt besteht eine Anwendbarkeit für das Material im ersatzstarken Lager im klinischen Bereich, vor allem im spongiösen Knochen (Tabelle 2).

Tabelle 2. Bovines Apatit (Bio-Oss): Ergebnisse

Sehr gute Verträglichkeit
Keine Antigenität
Hohe osteokonduktive Leistung
Geringe Resorption
Physiologisches Remodeling
Unterschiedliche Druckstabilität
Anwendbarkeit im ersatzstarken Lager

Zusammenfassung

Osteoinduktiv wirkende Knochenersatzmittel stehen im klinischen Alltag nicht zur Verfügung. Wegen der zunehmenden Problematik mit Knochenbankspongiosa und des ständig wachsenden Bedarfs rücken osteokonduktiv wirkende Substanzen vermehrt in den Mittelpunkt. Mit einem bovinen Apatit steht jetzt eine Substanz zur Verfügung, die den klinischen Anforderungen an ein Knochenersatzmittel in wesentlichen Punkten entspricht. Im Tierexperiment wurde im standardisierten Lochtest beim Kaninchen die Leitschienenfunktion des Apatits überprüft. Hierbei zeigte sich nach 4 Wochen und nach 6 Monaten die hohe osteokonduktive Leistung der Substanz, die in diesem Zeitpunkt nur gering resorbiert wird und offensichtlich einem physiologischen Remodeling unterworfen wird. Bei sehr guter Verträglichkeit und fehlender Antigenität des bovinen Apatits kann die Anwendung im klinischen Alltag im ersatzstarken Lager empfohlen werden.

Literatur

1. Katthagen BD (1986) Knochenregeneration mit Knochenersatzmaterialien. Springer, Berlin Heidelberg New York Tokyo (Hefte zur Unfallheilkunde, Bd 178)
2. Kita K, Rivin JM, Spector M (1987) A quantitative characterization of the osseous response to natural bone and synthetic hydroxyapatite ceramic. Unveröffentl Resultate, Kobe University School of Medicine, Japan
3. Mandelkow H, Hallfeldt K, Brunner U, Deiler S, Müller K, Kessler S (1988) Osteoinduktive Eigenschaften von Hydroxylapatitkeramiken. In: Knorpel-Knochentransplantation. Thieme, Stuttgart, S 129–132

4. Mittelmeier H, Nizard M (1983) Knochenregeneration mit industriell gefertigtem Collagen-Apatit-Implantat. In: Hackenbroch MH, Refior HJ, Jäger M (Hrsg) Osteogenese und Knochenwachstum. Thieme, Stuttgart New York, S 194–98
5. Osborn JF (1987) Hydroxylapatitkermaik-Granulate und ihre Systematik. Zahnärztl Mitteil 77: 840–852
6. Rahn BA (1976) Die polychrome Sequenzmarkierung. Habilitationsschrift der Medizinischen Fakultät der Universität Freiburg i. Br.
7. Schenk RK, Willenegger HR (1977) Zur Histologie der primären Knochenheilung. Unfallheilkd 81:219

Moderne Entwicklung von Knochenersatzmaterialien

H. Mittelmeier und W. Mittelmeier

Orthopädische Universitäts- und -Poliklinik (Direktor: Prof. Dr. H. Mittelmeier), W-6650 Homburg, Bundesrepublik Deutschland

Problematik

In der orthopädischen Chirurgie und Traumatologie gibt es zahlreiche angeborene und erworbene Knochendefekte, die der *Osteoplastik* bedürfen. Hierzu wurden seit dem Aufschwung der Chirurgie und speziellen Entwicklung der Orthopädie v. a. autologe, homologe und heterologe *Knochentransplantationen* verwendet, wobei jedoch zahlreiche Probleme bestehen und veröffentlicht wurden. Im wesentlichen handelt es sich v. a. um Immunitäts- und Infektionsprobleme bei heterologen und allogenen Transplantaten, die Belastung durch den Zweiteingriff und die Begrenzung der Transplantatmenge bei der autologen Transplantation sowie die technischen Schwierigkeiten und langen Operationszeiten bei den neuerdings propagierten mikrovasculären Anschlüssen.

Schon seit Mitte des vorigen Jahrhunderts [17] wurde deshalb versucht, die homologen bzw. heterogenen Transplantate durch *Aufbereitungsverfahren* zwecks geeigneter Verträglichkeit und Wirksamkeit zu verbessern. Dabei entwickelten sich vornehmlich zwei diametrale Tendenzen, die durch *Demineralisation* mit Gewinnung der organischen Knochensubstanzen bzw. umgekehrt *Enteiweißung* (Entfernung der organischen Bestandteile) mit Gewinnung der Mineralsubstanzen gekennzeichnet sind. Die erstere Tendenz beruhte v. a. auf der Vorstellung, daß das organische Knochenmaterial osteoinduktive Substanzen enthalten könnte, während andererseits über die Enteiweißung v. a. eine Desimmunisierung und damit eine von Abwehrreaktionen freie Anregung von Verknöcherungsprozessen erzielt werden sollte.

Besonders das Problem des Ersatzes von *chondralem* bzw. *osteochondralem Gewebe* ist bisher weder durch Transplantation noch durch regenerative artifizielle Materialien zufriedenstellend gelöst. Hierbei muß heute noch auf homologe Transplantate (mit entsprechenden Problemen) bzw. auf den *endoprothetischen und somit irreversiblen artifiziellen Ersatz* ausgewichen werden.

Anforderungen an regenerative Knochenersatzmaterialien

Das wesentliche Ziel der beschriebenen Entwicklung war schließlich der natürliche Knochenersatz durch Regenerationsprozesse, die durch Knochentransplantate oder Knochenersatzmaterialien eingeleitet sowie angeregt werden. Somit schlagen wir anstelle des üblichen Begriffes „biologischer Knochenersatz" die **Bezeichnung „regenerativer Knochenersatz"** vor [12].

Voraussetzung für einen wirksamen regenerativen Knochenersatz ist, daß eine möglichst rasche, von mechanischen und immunologischen Behinderungen freie körpereigene Knochenregeneration zustande kommt. Deshalb sollten regenerative Knochenersatzmaterialien folgende *Anforderungen* erfüllen:

1. *Voraussetzungen hinsichtlich Knochenneubildung:*
   – Biokompatibilität und atoxische Eigenschaft unverzichtbar,
   – osteokonduktive Wirkung [3] und/oder
   – osteostimulative Wirkung [15],
   – osteoinduktive Eigenschaft [22] für spezielle Indikationen, z. B. großvolumigen Knochenersatz bzw. ersatzschwaches Lager.
2. Problemfreie Erschließbarkeit und eine Abbaugeschwindigkeit, die die Nachbildung körpereigenen Gewebes nicht behindern.
3. Geeignete *biomechanische Eigenschaften* (Druckfestigkeit, Elastizität) in Abhängigkeit von Form, Biodegradationszeit und Lageranforderungen.

Die genannte *osteoinduktive* Eigenschaft von Knochenersatzmaterialien muß dabei steuerbar sein, um eine überschießende, ungezielte parossale Knochenbildung zu vermeiden.

Da die *nicht* oder *langsam abbaufähigen Substanzen*, wenn sie schlecht erschließbar sind und in größerem Umfange vorliegen, den biomechanischen Knochenumbau behindern, muß angestrebt werden, daß die Knochenersatzmaterialien eine *gute komplette Durchgängigkeit und damit Erschließbarkeit* für das sich nachbildende Knochengewebe besitzen und zugleich der Effekt mit möglichst wenig Ersatzsubstanz bewirkt wird. Insbesondere für Substanzen mit langer Biodegradationszeit müssen möglichst *adäquate biomechanische Eigenschaften* (Druckfestigkeit, Elastizität) – abhängig von Größe und Implantationsort – gefordert werden. Wenn das formstabile Knochenersatzmaterial, z. B. Hydroxiapatit, in einer durchgängigen *weitmaschigen Form* mit nur relativ geringem Substanzanteil vorliegt, spielt die langsame Resorptionsgeschwindigkeit keine wesentliche nachteilige Rolle, weil sich das neugebildete körpereigene Knochengewebe in den weitmaschigen Räumen biologisch ausreichend anpassen kann, um die nötige Tragfähigkeit und zugleich nutritive Versorgung durch neugebildete sekundäre Markräume zu bewerkstelligen.

Die Resorptionsgeschwindigkeit darf dabei nicht zu langsam ablaufen, um nicht die Knochenneubildung zu behindern oder einen dauerhaften biomechanischen Fremdkörper darzustellen.

Die Resorption darf aber auch nicht zu schnell stattfinden, um nicht durch toxische Anhäufungen von Abbauprodukten die osteogenetische Phase der Einheilung zu beeinträchtigen. Letzteres ist nur möglich, wenn *Immunogenfreiheit und keine überstürzte Löslichkeit* (Biodegradation) der Substanz bestehen. Andernfalls treten die resorptiven Zellelemente (Makrophagen, Riesenzellen) an der Oberfläche des Implantates und in dessen Zwischenräumen zu stark in den Vordergrund.

Unter den Kalziumphosphaten beispielsweise stellt in größerer Menge nur *Hydroxiapatit* eine physiologische Substanz mit entsprechenden Eigenschaften der Biodegradation dar. Die niederen Kalziumphosphate hingegen mit ihrer höheren Löslichkeit und damit raschem Anfall großer Mengen von Kalziumionen bzw. Implantatpartikeln feingranulärer Größe (etwa 1 bis 3 μm) stellen hohe Abräumungsanforderungen an das umliegende Gewebe (Phagozytose). Sie können folglich durch Einwandern der partikelbeladenen Makrophagen in die Lymphgefäße auch zu *Fernproblemen* führen, die bislang noch nicht ausreichend erforscht sind. Somit ist im Rahmen der Resorbierbarkeit der regenerativen Knochenersatzmaterialien auch die pharmakologisch wirksame *Dosis* freigesetzter und folglich potentiell systemisch wirksamer Substanzen zu bedenken. Auch physiologische Substanzen werden bekanntlich nur in begrenztem Rahmen toleriert.

In bezug auf Resorptionsgeschwindigkeit, osteostimulative Oberflächenwirkung, aber auch biomechanische Anforderungen und Lagerbedingungen (Defektgröße) ist auch die *Applikationsform* dieser Materialien anzupassen. So wird beispielsweise pulverisiertes oder feingranuläres Material leicht aus dem ursprünglichen Implantatlager ausgeschwemmt, vermindert damit seine gewünschte osteostimulative Wirksamkeit und verstärkt zugleich evtl. unerwünschte Fernwirkungen. Reines Granulat ist dabei keine ideale Applikationsform, da bei der durch Einschüttung in einen Defekt auftretenden dichten Lagerung die zur Organi-

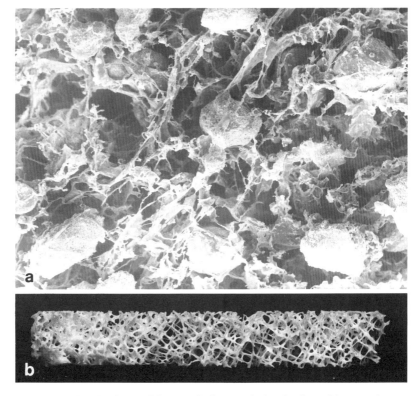

Abb. 1. a Rasterelektronenmikroskopisches Bild von Collapat mit den in der gefriergetrockneten netzartigen Kollagenstruktur dispergierten suspendierten Mineralpartikeln. **b** Pyrostbälkchen mit spongiöser, gut durchgängiger Netzstruktur

sation und Knochenneubildung zur Verfügung stehenden Zwischenräume relativ klein sind und bei relativ kleinen Körnern nicht zur interstitiellen und epitaktischen Knochenbildung ausreichen. Größere Körner haben ebenfalls den Nachteil biomechanischer Unruhe (initiale Instabilität) und bedürfen aufgrund des Oberflächen-Volumen-Verhältnisses einer längeren Abbauzeit.

Bei Anwendung von Granulaten ist deshalb eine *Dispersion* des Materials in einem geeigneten, biokompatiblem Medium zu erwägen. Dabei sollte der osteostimulative Effekt der Granulate in den Zwischenräumen noch voll zur Wirkung kommen. Für das Dispersionsmedium darf also keine überschnelle Löslichkeit bestehen; andererseits muß es – mangels poröser bzw. spongiöser Struktur – eine problemlose Resorbierbarkeit sowie absolute Biokompatibilität aufweisen.

Den schon in geringster Menge knochenbildenden, hormonähnlichen Substanzen, wie das noch in Entwicklung stehende „bone morphogenetic protein" [22] dürfte kaum eine lokale Formsteuerung der Knochenregeneration innewohnen, so daß man wohl bei größeren Knochendefekten auf ein zusätzliches, formstabiles Knochenersatzimplantat als formgebende Matrix angewiesen bleiben wird.

Die Anwendung regenerativer Knochenersatzmaterialien hat sich wesentlich nach den vorliegenden Lagerbedingungen zu orientieren. Es ist zwischen ersatzstarken und eher ersatzschwachen Voraussetzungen [10] zu unterscheiden. Im sog. ersatzschwachen Lager ist mangels ausreichender knöcherner Regenerationspotenz des Gewebebettes bzw. wegen einer großen Überbrückungsstrecke die alleinige Anwendung osteostimulativer bzw. osteokonduktiver Materialien nicht angeraten. In diesem Falle empfiehlt sich die *Augmentation* derartiger Materialien mit der osteogenetischen Potenz von autologer Spongiosa bzw. Knochenmark [4]; zukünftig dürften sich zur Augmentationstechnik wohl auch Kulturen osteogenetischer Zellen anbieten.

Eine besondere Anwendungsmöglichkeit der regenerativen Knochenersatzmaterialien bietet sich in Form der Beschichtung von Endoprothesen an, wobei über eine osteostimulative Wirkung die schnellere bzw. bessere lagerbezogene knöcherne Einpassung des Implantates durch Regeneration und Form erwirkt werden soll.

In der Literatur wurden viele verschiedene, meist nur qualitativ verwertbare *tierexperimentelle Untersuchungsmethoden* zur Anwendung gebracht, die untereinander nur schlecht vergleichbar sind. Zwecks Vergleichbarkeit verschiedener Knochenersatzmaterialien und Applikationen sowie Einsparung von Tierversuchen sind Untersuchungen in Form von *standardisierten, einwandfrei reproduzierbaren und quantitativ verwertbaren Testschemata* zu fordern. Dies gilt insbesondere für den Bereich der Tierversuche, sollte aber auch in der klinischen Anwendung und weiteren Versuchssituationen allgemein gelten. Bezüglich erster Voruntersuchungen zur Biokompatibilität und evtl. auch Osteostimulation kann in Zukunft wohl mehr auf Zellkulturtests ausgewichen werden.

Eigene Erfahrungen und Entwicklungen

Methodik der Grundlagenforschung

Um eine quantitative Vergleichbarkeit zu ermöglichen, wurde in Anlehnung an den „Spongiosatest" beim Hund von Maatz et al. [11], Ende der 70er Jahre von H. Mittelmeier der bilaterale Bohrlochtest am distalen Femurkondylus des Kaninchens eingeführt, der einer von medial eingebrachten transversalen Bohrung bzw. Bohrstanzung von 6 mm Durchmesser ohne Perforation der lateralen Kortikalis entspricht. Damit ist ein (auch quantitativer) Vergleich zwischen der Spontanregeneration (Leerhöhle) mit verschiedenen Transplantaten und Biomaterialien unter gleichen biologischen Bedingungen möglich [8, 14–16].

Diese Methodik erweiterten wir zwecks vergleichender intraindividueller Testung unter Einschluß des sog. ersatzschwachen Lagers in Form eines seitenvergleichenden Zweilagermodells, wobei der oben genannte bilaterale Kondylentest durch bilaterale Implantationen in dem M. quadriceps (z. B. Knochenersatzmaterial mit bzw. ohne Knochenmark) ergänzt wurde [15].

Die histologische Bearbeitung erfolgt über Akryleinbettung mit der unentkalkten Schneidetechnik und Knochenschliffen sowie mit Hilfe der Masson-Goldner-Färbung. Es können die polychrome Sequenzmarkierung sowie vorteilhaft die Mikroradiographie verwendet werden [8].

Zur quantitativen Auswertung wird seit deren Einführung die mikroskopische Computermorphometrie angewandt.

In der Wahl des Versuchstieres stützen wir uns im wesentlichen zwecks der oben geforderten Vergleichbarkeit auf eine Spezies (Kaninchen). Im einzelnen wurden jeweils auch orientierende Untersuchungen an anderen Spezies wegen einer möglichen spezieseigenen Reaktionsweise durchgeführt.

Die Testung von Knochenersatzmaterialien in Zellkulturen wurde inzwischen bei uns eingeführt, stellt aber derzeit noch keine vollständig ausgereifte Standardmethode (z. B. Osteoblastenkulturen) dar.

Grundlegende Ergebnisse und Entwicklungen unserer Arbeitsgruppe

Maßgeblich war zunächst die Feststellung, daß bei *Leerhöhlenbohrungen* der Femurkondylen rasch eine appositionelle Verstärkung der umgebenden Spongiosabälkchen eintritt, sich im Bohrhöhlendefekt jedoch nur eine spärliche, marginale Knochenregeneration abzeichnet [8, 14, 15]. Damit war die Voraussetzung gegeben, daß sich eine osteostimulative Wirkung von Transplantaten oder Ersatzmaterialien positiv abzeichnen konnte.

In analogen umfangreichen Vergleichsuntersuchungen wurde bei autologen Transplantationen (von einem Kondylus zum anderen) ein rascher spontaner Anschluß der Markgefäße binnen weniger Tage und ein partielles Überleben der Knochenzellen, jedoch nur eine mäßige interstitielle Knochenneubildung in den Markräumen des Transplantates beobachtet. Bei homologen (allogenen) Transplantaten (wechselseitiger Austausch der Stanzzylinder unmittelbar sowie nach Tiefkühlung) stellte sich eine deutliche immunogene Fremdkörperreaktion mit nur mäßiger Knochenneubildung dar. Bei heterogenen Transplantationen (auch mit dem nur teilweise enteiweißten Kieler-Knochenspan) zeigte sich eine starke immunogene Entzündungsreaktion, die bis zur völligen Auflösung der Transplantate führte [8].

Bezüglich der bekannten Knochenersatzmaterialien wurde weiter festgestellt, daß ungereinigtes heterologes Kollagen starke immunogene Fremdkörperreaktionen hervorruft. Das seit längerem als chirurgischer Wundschwamm im Handel befindliche, gereinigte und lyophilisierte Kollagenvlies (Pentapharm, Braun) dagegen unterliegt einer raschen markophagozytären Resorption ohne nachhaltige immunogene Reaktion und (im Unterschied zu anderweitigen Berichten von Joos u. Ochs [7] sowie Springorum [19]) nur eine geringgradige Knochenneubildung bewirkt [16], die nach den späteren computermorphologischen Auswertungen von Katthagen [8] nicht signifikant ist.

Insbesondere unterlag die nach den Anweisungen von Urist [22] bzw. Thielemann et al. [21] aus allogener Kortikalis hergestellte entkalkte Knochenmatrix, welche osteoinduktive Fähigkeiten besitzen soll, gleichfalls immunologischen Reaktionen und bewirkte keine signifikante Knochenneubildung [8].

Dagegen zeigte sich schon in unseren ersten orientierenden Untersuchungen Ende der 70er Jahre, daß synthetische *höhere Kalziumphosphate*, nämlich Trikalziumphosphat und Hydroxiapatit (anfängliche Verwendung von Merck-Artikel-Nr. 2043) eine Knochenneubildung bewirken können. Zwar ergab sich, daß das native *Pulverpräparat* (bestehend aus natürlichen Kristallen von etwa 1–3 μm) vom nachsickernden Blut leicht ausgeschwemmt wird, bei zufälliger Entstehung von *Pulverkonglomeraten* jedoch deutliche Knochenneubildung mit unmittelbarer Knochenauflagerung und auch Vernetzung auftritt. Um die Bildung von Konglomeraten als der offensichtlich wirksamen „geballten Ladung" nicht dem Zufall zu überlassen, erfolgte die Herstellung von Granulaten größerer Diameter, wobei sich insbesondere keramisiertes, also gebranntes Granulat (Apagran) als osteostimulativ wirksam erwies [8, 14].

Collapat

Aufgrund der oben geschilderten Probleme der ausschließlichen Anwendung von Granulaten wurde von H. Mittelmeier die Idee konzipiert, ein *Mischpräparat aus Kollagenvlies und Mineralgranulat* zu erzeugen, bei dem das lyophilisierte netzige Kollagenvlies als di-

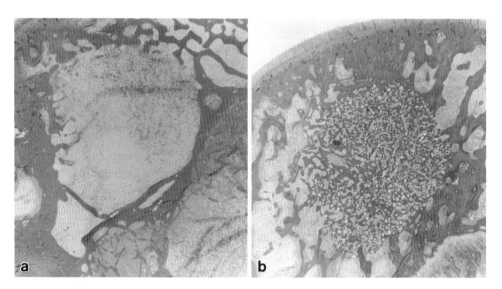

Abb. 2. Bilateraler Bohrlochvergleichstest am distalen Femurkondylus des Kaninchens. Sagittaler Knochenschnitt. Typischer Befund nach 4 Wochen. **a** Leerhöhle mit überwiegend lockerem Bindegewebe und nur geringfügiger marginaler Knochenneubildung. **b** Auf der kontralateralen Seite nach intraoperativer Einfüllung von Collapat intensive dichte kallöse Knochenneubildung

spergierende, schnell resorbierbare Trägersubstanz funktioniert und die in einem gewissen Abstand vorliegenden Mineralpartikel als „Stimulationskeime" wirken. Dabei erschien die Verwendung von Granulat in der Größenordnung von 70 bis 150 μm und ein Mischungsgewichtsverhältnis von 5:1 Mineral/Kollagen als optimal. Schließlich erfolgte noch die chemische Wiedervernetzung des ursprünglich löslichen gefriergetrockneten Kollagenvlieses durch Aldehydbehandlung, um die vorzeitige Auflösung vor der Stabilisierung durch das einwachsende Granulationsgewebe zu vermeiden.

Dieses endgültige Präparat (Collapat) zeigte im Bohrlochtest eine geradezu ideale rasche gefäßreiche Erschließung durch das Heilgewebe unter schneller Resorption der kollagenen Trägersubstanz und intensive osteoblastische Knochenneubildung an der Oberfläche der Mineralpartikel sowie in den Zwischenräumen in Form eines dichten Geflechtknochennetzes [8].

Bezüglich der Mineralsubstanz handelte es sich bei Collapat um Hydroxiapatit mit nur geringen Beimengungen des schneller löslichen Trikalziumphosphates. Bei reinem Trikalziumphosphat treten vermehrt Riesenzellen an der Oberfläche der Mineralpartikel auf, die die unmittelbare Anlagerung von Knochen und damit die Einbindung der Partikel in ein festes Knochen-Verbundgefüge erschweren, wie Heisel et al. [6] bei Verwendung von Dispersionen aus Hydroxiapatit und Trikalziumphosphat feststellte.

Erste klinische Anwendungen der Entwicklungsstufen von Collapat erfolgten bereits Anfang der 80er Jahre [14]. Die erste umfangreichere Auswertung klinischer Fälle erfolgte durch Sellier et al. [18], welche über die Ergebnisse bei 385 klinischen Anwendungen berichteten.

Die Indikation erstreckte sich vor allem auf die Anwendung im ersatzstarken Lager bei verschiedenen Arten von Knochendefekten, beispielsweise nach Exkochleation bzw. Resektion gutartiger Knochentumoren (Auffüllung von autologen Knochenentnahmedefekten, Fibrome, Enchondrome, Osteoblastome u. a.). Dabei wurde bei größeren Defekten jeweils eine Streckung autologer Knochenplastiken mit Collapat vorgenommen. Des weiteren wurde die Augmentation von autologen Knochenplastiken bei ausgedehnten dorsalen Spondylodesen zur Skoliosebehandlung nach Harrington [18] und schließlich auch zur Erzeugung parossaler kallöser Knochenmanschetten bei Osteosynthesen von Frakturen und Pseudarthrosen durchgeführt [12].

Bei Collapat handelt es sich um eine weiße, schwammige, flexible Substanz, die bei der Operation mit einer Schere leicht bedarfsgerecht zugeschnitten werden kann. Bei der Tränkung mit Gewebeflüssigkeit wird Collapat plastisch weich, was die Anformung an Knochenoberflächen erleichtert, aber auch den Verlust der Formstabilität bedeutet. Collapat eignet sich deshalb nicht als Formkörper bei der Wiederherstellung von Knochendefekten, die nicht durch eine knöcherne Unterlage abgestützt sind.

Es besitzt auch keine osteoinduktive Wirkung, sondern wirkt *osteostimulativ* in einem vitalen Heilgewebe mit osteogenetischer Potenz. Andererseits beinhaltet Collapat als Kollagenderivat eine schnelle *hämostypische Wirkung* an Knochenoberflächen.

Klinisch konnte zunächst eine einwandfreie Verträglichkeit festgestellt werden. Obgleich heterogener Herkunft, konnte dem Kollagen durch den aufwendigen Herstellungsprozeß offenbar die immunogene Reagibilität entzogen werden. Bis heute verfügen wir an unserer Klinik über Erfahrungen mit der Anwendung von Collapat bei über 500 Fällen. Collapat erscheint uns auch als Trägersubstanz für flüssige Antibiotika bei Knocheninfektionen anwendbar.

Pyrost

Die heute marktgängigen synthetischen keramisierten Knochenersatzmaterialien aus Hydroxiapatit (z. B. Ceros 80; Osprovit) besitzen durch ihre Herstellung im sog. Gasaufschäumungsverfahren überwiegend abgekammerte Poren, die der Erschließung durch das Heilgewebe schlecht zugänglich sind. Die leichter biodegradablen formstabilen *Trikalziumphosphatkeramiken*, z. B. Ceros 82, überfordern jedoch das Heilgewebe hinsichtlich Resorptionsaufgaben mit resultierender Störung der Knochenregeneration.

Die in der Literatur bekannten Versuche der völligen Enteiweißung von natürlichem Knochen mit physikalischen, chemischen bzw. enzymatischen Maßnahmen waren bislang gescheitert und hatten zu keinem brauchbaren Knochenersatzmaterial geführt. Insbesondere hatten auch die Versuche, die organische Substanz auszubrennen, nur zu einem relativ weichen, brüchigen bzw. ascheähnlichen Material geführt („Verbrennungsmazeration"; [1]). Dennoch erschien uns dieser Weg durch zweckmäßige Vorbehandlung des Knochens, sehr schonende Verbrennung und v. a. keramische Nachsinterung gangbar und wurde schließlich auch in entsprechender Weise gelöst [13]. Die Herstellung von handelsüblichem Pyrost erfolgt aus spongiösen Rinderknochen, vorwiegend in Form von länglichen Quadern von 5×5 mm Querschnitt und mehreren Zentimetern Länge, aber auch in Sonderformen (Keile, Zylinder). Bei dem Produkt Pyrost (griechisch pyr = Feuer) besteht gemäß chemischem Nachweis tatsächlich eine völlige Befreiung von allen organischen Substanzen bei Erhaltung der natürlichen Minerale des Knochens. Im Unterschied zu den synthetischen höheren Kalziumphosphaten enthält Pyrost gemäß chemischer Analyse noch die weiteren Spurenelemente des natürlichen Knochens. Angesichts der biogenen Mineralstruktur und der keramischen Herstellung besteht Pyrost überwiegend aus Hydroxiapatit (ca. 95%) und geringen Anteilen von Trikalziumphosphat; es zeigt eine nur geringe Löslichkeit. Zudem bewirkt das Material eine deutliche alkalische pH-Verschiebung, die sich jedoch in Körperflüssigkeit durch den puffernden Effekt der Eiweißsubstanzen in einen atoxischen, die Knochenbildung begünstigenden Bereich verlagert.

Enteiweißung und Keramisierungsverfahren gehen in typischer Weise mit einer *Materialschrumpfung* einher (lineare Schrumpfung ca. 50%), wobei sich aber die fächerartigen Trabekelstrukturen der Spongiosa verschmälern und somit die Maschenräume im Vergleich zum Ausgangsknochen wieder relativ erweitert werden. Die Porosität eines durchschnittlichen Pyroststückes beträgt 70%, d. h. die eigentliche Mineralsubstanz macht nur 30 Volumenprozent, das frei interkonnektierende Lumen 70% aus. Das spezifische Gewicht der gesinterten Mineralsubstanz beträgt allein 3,1 g/cm^3.

Infolge der keramischen Sinterung wird eine Druckbelastungsfähigkeit des Pyrost von ca. 50 kp/cm^2 erreicht (Formstabilität). Dabei ist jedoch das keramisierte Material im Vergleich zum kollagenhaltigen natürlichen Knochen deutlich weniger elastisch. Es besteht keine primäre Belastungsstabilität. Zur Aufrechterhaltung der Stabilität eines Wirbelsäulen- oder Gliedmaßenabschnittes ist deshalb zum mechanischen Schutz eine Überbrückungsosteosynthese erforderlich.

Die Implantation von Pyrost im oben angeführten tierexperimentellen Standardtest (distaler Femurkondylus des Kaninchens) ergab die erwartete rasche vollständige Organisation der implantierten Pyroststücke mit guter Gefäßversorgung und eine schnelle dichte Verknöcherung in den weiten interkonnektierenden Maschenräumen des Implantates. Die vorgegebenen Knochendefekte werden dabei über einen Zeitraum von 4 Wochen bereits

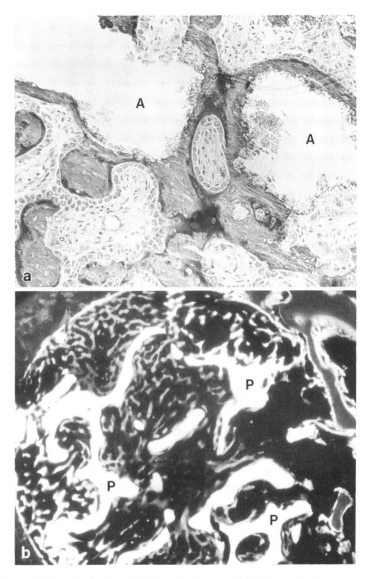

Abb. 3. a Intensive Knochenneubildung in der Bohrhöhle des Kaninchens, 2 Wochen nach Operation mit Collapatauffüllung. Kollagen völlig resorbiert, Apatitgranula *A* (Material bei der histologischen Präparation teilweise ausgefallen) von Knochengewebe eingescheidet; intensive Osteoblastensäume mit Osteoidneubildung. **b** Intensive engmaschige kallöse Knochenneubildung in der Bohrhöhle, teils den Pyrostbälkchen (*P*) aufgelagert, insbesondere aber auch in den Zwischenräumen

knöchern durchbaut unter Etablierung von hämopoetischem Mark in den Maschenräumen. Immunologische Reaktionen wurden nicht beobachtet. Der Abbau des Pyrost erfolgt nur sehr langsam, in einer die Gewebestruktur nicht störenden Weise.

Eingehende Untersuchungen in unseren Arbeitsgruppen hatten gezeigt, daß bei Implantation synthetischer Kalziumphosphatkeramiken (Hydroxiapatit/Trikalziumphosphat) in das

Muskellager keine Knochenneubildung zustande kommt, sondern eine bindegewebige Einscheidung mit makrophagozytärer und riesenzelliger Resorption erfolgt [5,6].

Autologe Markbeimpfung

Zur Prüfung der Knochenneubildung im ersatzschwachen Muskellager mittels Pyrost erfolgten entsprechende tierexperimentelle Untersuchungen mit Implantation in die Quadrizepsmuskulatur von Kaninchen [15]. Dabei ergab sich bei allen 34 Versuchstieren eine rasche bindegewebige Erschließung aller Maschenräume ohne Knochen- oder Markneubildung über Versuchszeiten bis zu 6 Monaten.

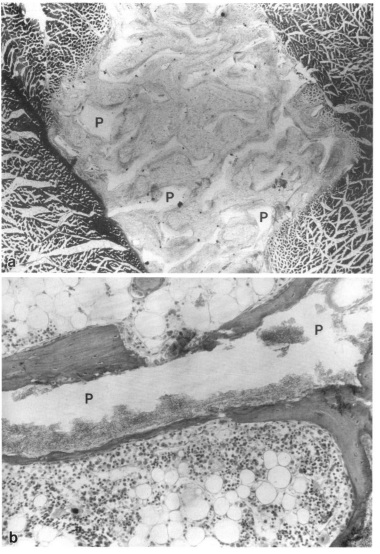

Abb. 4a, b

In Modifikation der von Burwell [4] angegebenen Methode der „combined grafts" (von Burwell mit allogenem und entkalktem allogenen Knochen durchgeführt) erfolgte aber auch eine gleichzeitige intraindividuelle Vergleichstestung von Pyrost nach Tränkung mit autologem Knochenmark (*„Markinokulation"*): Dabei zeigte sich auch im ersatzschwachen ektopen Lager in 33 von 34 Fällen Knochen- und Markneubildung innerhalb der Pyrostmaschenräume [15]. Die zeitliche Längsschnittuntersuchung ergab bei computermorphometrischer Auswertung eine zunehmende Ausweitung der Knocheninseln. Das Pyrost ist offensichtlich ein ausgezeichnetes *Biotop* für die Knochen- und Knochenmarkregeneration, auch im ersatzschwachen ektopen Lager. Im Unterschied dazu zeigten unsere experimentellen Untersuchungen mit Implantation von granulärem Hydroxiapatit mit Markinokulation im Muskellager keine nennenswerte, anhaltende Knochenneubildung, offenbar weil hier nicht die mechanische Ruhe vorliegt, die die spongiösen, formstabilen Pyroststücke in ihrem Inneren im Sinne einer Gehäusefunktion bieten [6].

Bemerkenswert ist auch, daß bei tierexperimenteller Auflagerung von Pyrost auf angefrischte Knochenoberflächen (Beckenkamm) eine Knochenneubildung im Pyrost nur auf der dem Knochen aufliegenden Seite entstand, während die muskelseitigen Pyrostabschnitte nur bindegewebig durchwachsen waren [15]. Sofern man bei Knochenauflagerung in der

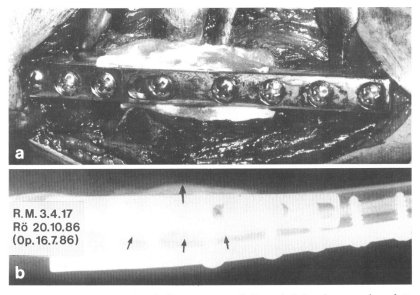

Abb. 5. a Manschettenartige Auflagerung von Collapat bei Autokompressionsplattenosteosynthese zur Erzeugung einer parossalen Kallusspindel. b Röntgenologisch ist 5 Wochen postoperativ die gewünschte Kallusspindel deutlich sichtbar (*Pfeile*)

◄

Abb. 4a, b. Bedeutung der Markinokulation im ersatzschwachen ektopen Muskellager. a Querschnitt durch Pyroststück, umgeben von den quergeschnittenen Muskelfasern. Pyrostbälkchen (*P*) bei der histologischen Präparation teilweise ausgefallen. Zwischenräume lediglich mit Bindegewebe gefüllt; keine Knochen- oder Markbildung. b Ausschnitt aus Pyroststück in der Muskulatur nach Markbeimpfung: Pyrostbälkchen (*P*) mit lamellenartiger Knochenauflagerung eingeschichtet; die Zwischenräume zeigen völlig normales blutbildendes Knochenmark

klinischen Anwendung eine völlige knöcherne Durchsetzung wünscht, ist also eine vorherige Markinokulation empfehlenswert.

Die klinische Anwendung von Pyrost erfolgte seit 1984 und zwar mit ähnlichen Indikationen wie bei Collapat. Zudem wurden aber auch Einzelfälle mit Defektüberbrückung nach Resektion von ausgedehnten juvenilen Knochenzysten und bei Defektstrecken nach Verlängerungsosteotomie mit Überbrückungsosteosynthese und Markinokulation durchgeführt.

1988 wurden von Sellier et al. [18] die Ergebnisse von 385 klinischen Pyrostanwendungen zusammengestellt, wobei sich eine hohe Erfolgsquote der Knochenregeneration ergab. Röntgenologisch zeigte sich eine zunehmende Homogenisierung im Implantatbereich infolge der Knochenneubildung bei nur sehr langsamer Resorption des Implantatmaterials. Erfreulicherweise zeigte sich auch bei den Segmentresektionen und Defektüberbrückungen mit Pyrost (mit Markinokulation bzw. Spongiosaaugmentation und unter dem Schutz von Plattenüberbrückungsosteosynthesen) eine ausgeprägte Knochenregeneration. In diesen Fällen empfehlen wir jedoch, das Osteosynthesematerial vorsorglicherweise langfristig in situ zu belassen.

Bei Fällen von Entfernung des Osteosynthesematerials konnte durch Entnahme kleiner Teile des neugebildeten Knochens auch bei den Humananwendungen histologisch eine gute Knochenneubildung sowie eine langsame Biodegradation bei Anwendung von Pyrost festgestellt werden – in Bestätigung der tierexperimentellen Befunde. Im Unterschied zu Collapat empfehlen wir keine Anwendung von Pyrost bei septischen Verhältnissen, da eine anhaltende bakterielle Kontamination des Implantates und Sequesterbildung möglich wäre.

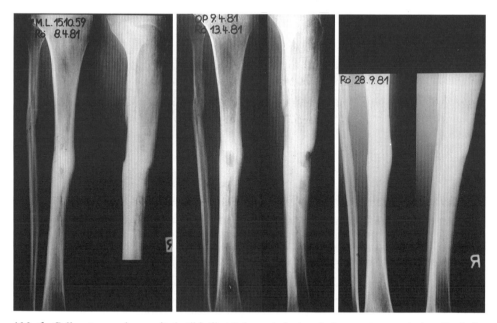

Abb. 6. Collapatanwendung mit Antibiotikatränkung bei chronischer posttraumatischer fistelnder Osteomyelitis der Tibia. *Links* präoperativer Zustand. *Mitte* Operationsbild nach Herdausräumung und Collapateinfüllung. *Rechts* Heilungszustand nach 5 Monaten: Fistel geschlossen. Homogene Knochenstruktur

Die klinische Markinokulation des Pyrost erfolgt am besten durch Vorlage in einer sterilen Metallschale. Dann wird das Knochenmark vorzugsweise im Bereich der Beckenschaufel per Markpunktion (mit speziell entwickeltem Markaspirator) gewonnen und auf das Pyrost aufgetragen. Es empfiehlt sich aus einer Stelle nicht mehr als 3–4 ml Markblut zu aspirieren, evtl. im Bedarfsfalle tiefer bzw. an anderer Stelle zu punktieren. Pyrost sollte bei diesem Verfahren vollständig mit Markblut durchtränkt sein.

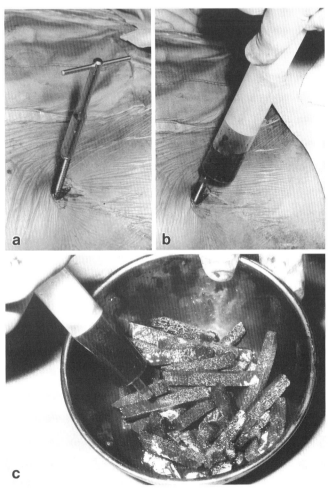

Abb. 7a–c. Verfahren der Markgewinnung und Markbeimpfung. a Markaspirator (mit aufgesetztem T-Schlüssel) durch Stichinzision in den Beckenkamm eingeschraubt. b Aspiration von Markblut mit 20-ml-Plastik-Spritze auf Markaspirator aufgesetzt. c Aufspritzen des Markblutes auf das vorgelegte Pyrostmaterial

Kombinierte Anwendung der Knochenersatzmaterialien Collapat und Pyrost

Während der ersten Jahre der klinischen Prüfung von Pyrost und Collapat haben wir diese Knochenersatzmaterialien in den Einzelfällen möglichst alleine zur Anwendung gebracht, um den Effekt eigens prüfen zu können. Tatsächlich empfiehlt es sich jedoch in vielen Fällen, die beiden Ersatzmaterialien entsprechend ihren Eigenschaften zu kombinieren.

Diskussion

Die hier vorgestellten Knochenersatzmaterialien als richtungsweisende Beispiele moderner regenerativer Knochenersatzmaterialien haben sich bei bisher über 1000 klinischen Fällen praktisch bewährt. Mißerfolge waren meist auf indikative Überforderung, insbesondere Anwendung im ersatzschwachen Lager ohne Markinokulation oder Spongiosaaugmentation zurückzuführen. Toxische oder allergische Nebenwirkungen wurden nicht beobachtet. Die Materialien stellen angesichts der oben dargestellten Eigenschaften eine echte Alternative

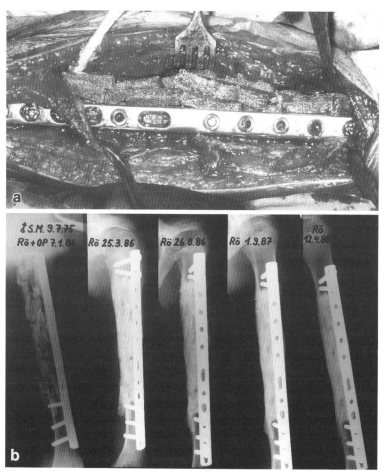

Abb. 8a, b Klinische Anwendung von markbeimpftem Pyrost bei Resektion eines zystischen Knochentumors von 15 cm Länge mit Überbrückungsosteosynthese. **a** Operationssitus (Oberarm). **b** Röntgenserie. *Links* am Operationstag; *Mitte* nach 10 Wochen, 8 Monaten, 1 3/4 Jahr und 2 1/4 Jahren: zunehmende Verdichtung und Homogenisierung der Defektstrecke. Klinische freie Armfunktion

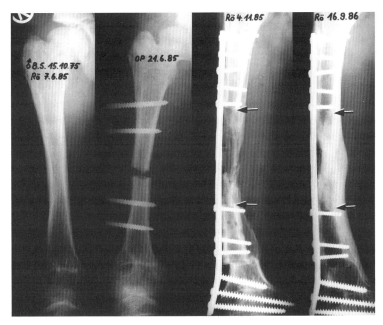

Abb. 9. Klinische Anwendung von markbeimpftem Pyrost bei Verlängerungsosteotomie nach Wagner am Femur. Defektstrecke durch *Pfeile* markiert. *Rechts* Ergebnis 1 1/4 Jahr nach Operation

zu den meisten Indikationen der allogenen Transplantationen dar, auch wenn sie keine direkte osteoinduktive Wirkung entwicklen; diese kann jedoch durch autologe Spongiosaaugmentation bzw. Markinokulation oder in Zukunft evtl. über Augmentation mittels Zellkulturverfahren ausgeglichen werden.

Die wesentlichen Vorteile regenerativer Knochenersatzmaterialien wie Collapat oder Pyrost bestehen darin, daß autologe Knochentransplantationen eingespart oder zumindest volumenmäßig eingeschränkt werden können. Diese Substanzen sind aber in ihrer Wertigkeit insgesamt dem natürlichen autologen Transplantat unterlegen. Bei Defektrekonstruktionen unter extrem ungünstigen Bedingungen (schlechte Durchblutung, Infektion, schlechte Weichteildeckung) ist die autologe Transplantation weiterhin unverzichtbar.

Die Entwicklung moderner regenerativer Knochenersatzmaterialien ist – besonders hinsichtlich großer Ersatzanforderungen (z. B. ganze Knochen, bzw. Gelenke) – sowie der biomechanischen Eigenschaften (Belastungsstabilität und Elastizität) noch nicht abgeschlossen. Eine zusätzliche wesentliche Aufgabe besteht in der Verbesserung der regenerativen Materialien zwecks Ersatz von chondralen bzw. osteochondralen Läsionen.

Literatur

1. Bauermeister A (1958) Experimentelle Grundlagen für den Aufbau einer neuen Knochenbank. Hefte Unfallheilkd 58
2. Bauermeister A (1961) Die Behandlung von Zysten, Tumoren und entzündlichen Prozessen des Knochens mit dem „Kieler-Knochenspan". Bruns Beitr Klin Chir 203 : 287
3. Burchardt H (1983) The biology of bone graft repair. Clin Orthop 174 : 28

4. Burwell RG (1961) A study of homologeous cancellous bone combined with autologous red marrow after transplantation to a muscular site. J Anat 95:613
5. Heisel J (1988) Experimentelle Untersuchungen zur künstlichen Kallusbildung mit suspendiertem injizierbarem Hydroxilapatit-Granulat. In: Mittelmeier H (Hrsg) Osteoplastiken und artifizielle Knochenregeneration bei der Osteosynthese. Demeter, Gräfelfing
6. Heisel J, Mittelmeier W, Mittelmeier H (1988) Tierexperimentelle Untersuchungen zur Knochenbildung im ersatzschwachen Lager mittels Injektionen von Hydroxilapatit-Granulaten mit autologer Markinokulation. Hefte Unfallheilkd 200:655
7. Joos U, Ochs G (1989) Heterologes Kollagen als Kristallisationskeim für die Knochenmineralisation. Dtsch Zahnärztl Z 35:2
8. Katthagen B-D (1986) Knochenregeneration mit Knochenersatzmaterialien. Hefte Unfallheilkd 178
9. Katthagen B-D (1987) Knocheninduktion mit „bone morphogenic protein" (BMP). Z Orthop 125
10. Lexer E (1911) Über freie Transplantationen. Langenbecks Arch Chir 95:827
11. Maatz R, Lentz W, Graf R (1954) Spongiosatest of bone grafts. J Bone Joint Surg Am 36:721
12. Mittelmeier H (1986) Osteoplastiken und artifizielle Knochenregeneration in der Osteogenese. Demeter, Gräfelfing
13. Mittelmeier H, Katthagen B-D (1984) Neue Wege des Knochenersatzes. Orthop Praxis 5:389
14. Mittelmeier H, Nizard M (1982) Knochenregeneration mit industriell gefertigten Collagen-Apatit-Implantat. In: Hackenbroch HM, Refior HJ, Jäger M (Hrsg) Osteogenese und Knochenwachstum. Thieme, Stuttgart
15. Mittelmeier W (1986) Knochengewebsneubildung im ersatzschwachen Lager mit total enteiweißtem Mineralknochen und autologer Markinokulation. In: Mittelmeier H (Hrsg) Osteoplastiken und artifizielle Knochenregeneration bei der Osteosynthese. Demeter, Gräfelfing
16. Nizard M (1981) Knochengewebsneubildung durch Collagen-Apatit-Implantation. Habilitationsschrift, Homburg/Saar
17. Ollier L (1967) Traité experimental et clinique de la regeneration des os et de la production artificielle du tisu osseux. Masson, Paris
18. Sellier T, Katthagen B-D, Meiser H (1986) Klinische Erfahrungen mit den Knochenersatzmaterialien Collapat und Pyrost. In: Mittelmeier H (Hrsg) Osteoplastiken und artifizielle Knochenregeneration bei der Osteosynthese. Demeter, Gräfelfing
19. Springorum HW (1980) Tierexperimentelle Untersuchungen der Knochenregeneration nach Kollagenimplantation in standardisierten Knochendefekten an der Ratte, am Kaninchen, an wachsenden und ausgewachsenen Hunden. Habilitationsschrift, Universität Heidelberg
20. Thielemann FW, Veihelmann D, Schmidt K (1978) Die Induktion der Knochenneubildung nach Transplantation. Arch Orthop Trauma Surg 91:3
21. Thielemann FW, Veihelmann D, Schmidt K (1979) Osteogenetische Wirkung von Knochenmatrix und Knochengelatine. Hefte Unfallheilkd 148:241
22. Urist MR (1965) Bone: Formation by autoinduction. Science 150:893

Experimentelle Untersuchungen und klinische Ergebnisse zur Stimulation der Knochenregeneration mit zerkleinerter Kortikalis und porösen Kalziumphosphatkeramiken (Trikalziumphosphat und Hydroxiapatit)

L. Meiss

Orthopädische Universitätsklinik Hamburg, Martinistr. 52, W-2000 Hamburg 20, Bundesrepublik Deutschland

Bei der Versorgung großer Knochendefekte muß regelmäßig Knochen transplantiert werden. Da die patienteneigenen Vorräte begrenzt sind und die Transplantation von Bankknochen mit steigenden Kosten, juristischen Problemen und einem erhöhten Infektionsrisiko behaftet ist, müssen alternative Verfahren gesucht werden.

In einer tierexperimentellen Studie wurde deshalb die gut bekannte osteogene Fähigkeit autologer Spongiosa mit der Wirkung zerkleinerter autologer Kortikalis und mit Keramikgranulaten aus Trikalziumphosphat (TCP) und Hydroxiapatit (HA) verglichen. Kalziumphosphatkeramiken haben eine ausgezeichnete Gewebeverträglichkeit gegenüber Knochen und bieten sich deshalb als Knochenersatzstoffe an [4–6, 8–10].

Material und Methoden

Als Untersuchungsmodell wurde die Knochenregeneration im 8 mm Beckenbohrlochdefekt des Göttinger Miniaturschweins gewählt (Abb. 1).

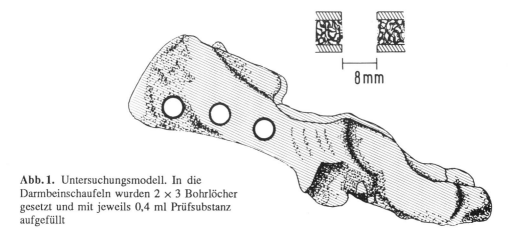

Abb. 1. Untersuchungsmodell. In die Darmbeinschaufeln wurden 2 × 3 Bohrlöcher gesetzt und mit jeweils 0,4 ml Prüfsubstanz aufgefüllt

Kontrollen

1. Auffüllung mit autologer Spongiosa aus dem Beckenkamm (Positivkontrolle).
2. Keine Auffüllung (Negativkontrolle).

Prüfsubstanzen

1. Zerkleinerte autologe Kortikalis von 1–2 mm Korngröße, die durch Zermahlen eines Fibulasegmentes mit einer Knochenmühle vom Typ einer Raffelfräse [14] und anschließendes Sieben gewonnen wurde.
2. Zerkleinerte autologe Kortikalis von 0,5–1 mm Korngröße.
3. Poröses β-TCP-Keramik-Granulat (Ceros 82, hergestellt von Fa. Mathys, CH-2553 Bettlach). Die Korngröße betrug 0,8–1,4 mm. Es lag eine Porosität von 60 % vor mit Makroporen von 200–400 μ Durchmesser.
4. Poröses HA-Keramik-Granulat [13]. Die Korngröße betrug 1–1,5 mm. Es lagen eine Porosität von 40 % und eine durchschnittliche Porenweite von 330 μ vor.

Es handelte sich ausschließlich um weibliche Tiere zwischen 35 und 77 kg Körpergewicht (im Mittel 58 kg). Das Alter betrug 1 1/2–5 Jahre. Tiere über 3 Jahre wurden als erwachsen eingestuft, da der proximale Tibiaepiphysenfugenschluß gegen Ende des 3. Lebensjahres eintritt.

Die Knochenregeneration wurde über Zeiträume von 3, 6 und 12 Wochen verfolgt. Entsprechend wurden 3 Gruppen von jeweils 6 Tieren gebildet.

Die Auswertung erfolgte anhand von Nativröntgenaufnahmen, computertomographischen Dichtemessungen und v. a. durch histologische Untersuchungen [11].

Histologische Ergebnisse

Kontrollen

Die Transplantation von autologer Spongiosa führte innerhalb 3 Wochen im ganzen Bohrloch zu reichlicher Bildung von Geflechtknochen (Abb. 2).

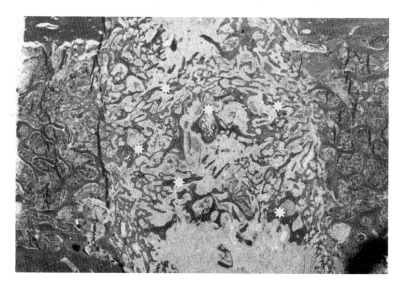

Abb. 2. Längsschnitt durch ein Bohrloch, das mit Spongiosa aufgefüllt wurde. Versuchsdauer 3 Wochen. Alter des Tieres 3 Jahre. An und zwischen den transplantierten Spongiosafragmenten *(Sternchen)* liegt eine intensive Knochenneubildung vor

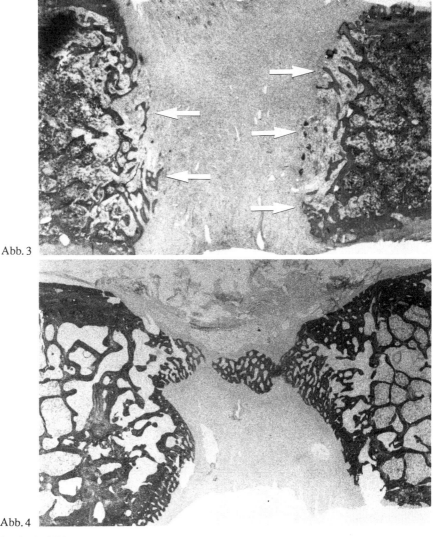

Abb. 3. Leerloch, 3 Wochen, Alter 2 1/2 Jahre. Geringe Knochenneubildung an den Rändern *(Pfeile)*
Abb. 4. Leerloch, 12 Wochen, Alter 5 Jahre. Ausbildung einer schmalen Knochenbrücke

Im Leerloch waren nach 3 Wochen nur eine geringe Knochenneubildung an den Rändern und eine schmale knöcherne Überbrückung nach 12 Wochen (Abb. 3 und 4) zu verzeichnen.

Prüfsubstanzen 1 und 2

Zerkleinerte autologe Kortikalis von 1–2 mm und 0,5–1 mm Korngröße führte zu intensiver Knochenneubildung, die von den Partikeln ausging und den ganzen Defekt innerhalb 3 Wochen ausfüllte (Abb. 5). Gemäß der Fluorochrommarkierung beginnt die Knochenneubildung nur wenig später als bei Auffüllung mit Spongiosa (am Übergang 2./3. Woche gegenüber vor Ende der 2. Woche).

Nach 6 Wochen lag ein fortgeschrittenes Remodeling der 0,5–1 mm großen Partikel vor (Abb. 6). Der Befund war mit dem einer Spongiosatransplantation vergleichbar.

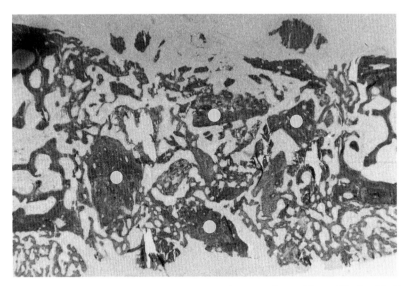

Abb. 5. Auffüllung mit zerkleinerter Kortikalis von 1–2 mm Korngröße *(weiße Punkte)*, 3 Wochen, Alter 3 1/2 Jahre. Knöcherner Durchbau des Defektes

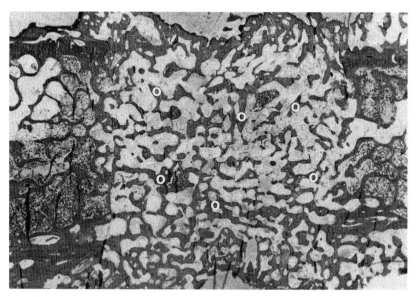

Abb. 6. Auffüllung mit zerkleinerter Kortikalis von 0,5–1 mm, 6 Wochen, Alter 3 Jahre 8 Monate. Komplette Wiederherstellung des Trabekelnetzwerks mit fortgeschrittenem Remodeling der Knochenfragmente *(Kreise)*

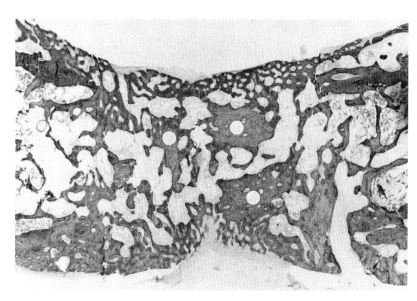

Abb. 7. Auffüllung mit zerkleinerter Kortikalis von 1–2 mm, 6 Wochen, Alter 1 1/2 Jahre. Komplette knöcherne Heilung. Die großen Fragmente *(Punkte)* sind gut erkennbar

Die 1–2 mm großen Partikel waren nach 6 Wochen wenig verändert (Abb. 7) und konnten auch nach 12 Wochen noch ausgemacht werden – besonders bei den älteren Tieren. Eine mögliche Erklärung für den günstigeren Effekt der 0,5–1 mm großen Partikel ist die Tatsache, daß ihre Breite von 60–200 μ der Breite von Spongiosatrabekeln nahekommt (100–250 μ).

Prüfsubstanzen 3 und 4

TCP- und HA-Keramiken führten innerhalb 3 Wochen zu geringer marginaler Knochenneubildung (Abb. 8 und 9). Ein wichtiger Befund war, daß sich der an die Partikel heranwachsende Knochen ohne eine bindegewebige Zwischenschicht direkt mit diesem verband.

Nach 6 Wochen war ein Vorwachsen des Knochens in das Zentrum zu verzeichnen, was bei der TCP-Keramik ausgeprägter war (Abb. 10 und 11). Bis zur 12. Woche lag nach TCP-Auffüllung eine vollkommene knöcherne Durchwachsung vor, während nach HA-Auffüllung eine mehr oder weniger kompakte Überbrückung stattgefunden hatte.

Während des ganzen Untersuchungszeitraumes gab es eindeutige Hinweise für einen Keramikabbau, d. h. für einen Zerfall in die kleinen Körnchen, aus denen das Material ursprünglich gesintert worden war. Der Abbau war jedoch beim TCP sehr viel intensiver als beim HA. Nach 6 Wochen konnte man viele mit Körnchen beladene Makrophagen in den bindegewebigen Abschnitten zwischen den TCP-Körnchen finden (Abb. 12a, b).

Nach 12 Wochen hatten die TCP-Partikel deutlich an Größe abgenommen und waren weitgehend durch Knochen ersetzt, während die HA-Partikel im wesentlichen unverändert erschienen.

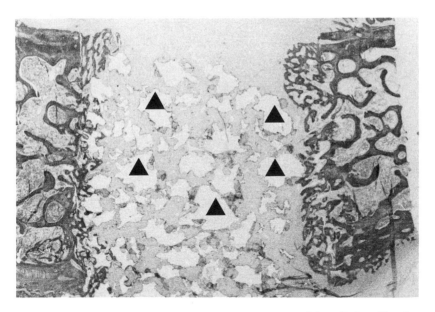

Abb. 8. Auffüllung mit TCP *(Dreiecke)*, 3 Wochen, Alter 3 Jahre. Geringe Knochenneubildung an den Rändern. Von den TCP-Partikeln sind nur die körnigen Randstrukturen erhalten geblieben. Die Partikel selbst wurden beim Schneidevorgang herausgerissen

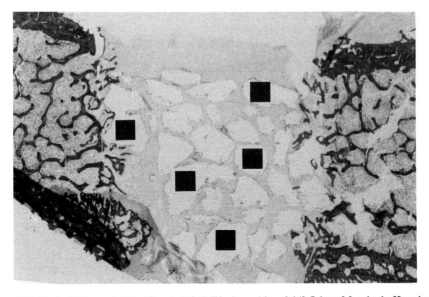

Abb. 9. Auffüllen mit HA *(Quadrate)*, 3 Wochen, Alter 2 1/2 Jahre. Marginale Knochenneubildung

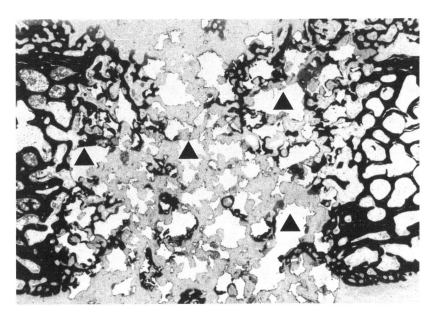

Abb. 10. Auffüllung mit TCP, 6 Wochen, Alter 3 Jahre 8 Monate. Intensivere Knochenneubildung mit Vorwachsen zum Zentrum

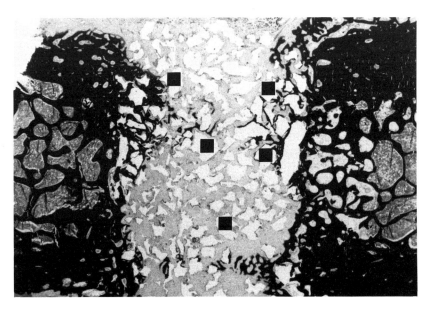

Abb. 11. Auffüllung mit HA, 6 Wochen, Alter 3 Jahre 8 Monate. Die Knochenneubildung am Rand hat zugenommen, so daß Brückenbildungen unmittelbar bevorstehen

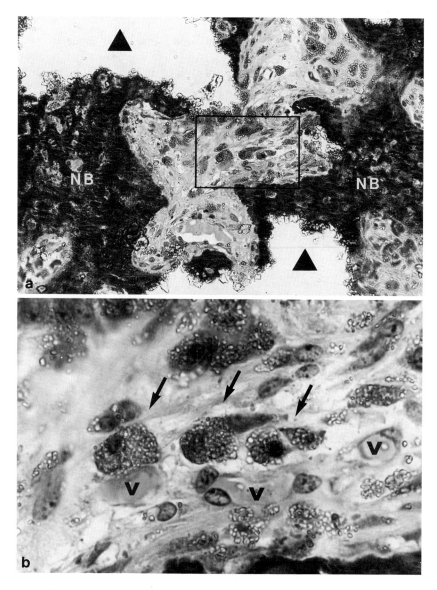

Abb. 12a, b. Auffüllung mit TCP, 6 Wochen, Alter 3 Jahre 8 Monate. Ausschnittsvergrößerung von Abbildung 10. **a** Von neuem Knochen (NB) teilweise umwachsene TCP-Partikel *(Dreiecke)*. **b** Detail aus **a**: Mit Körnchen beladene Makrophagen *(Pfeile)* in der Nachbarschaft von Gefäßen *(V)*

Offenbar fördert das leichter abbaubare TCP-Granulat das Vorwachsen von Knochen in besonderem Maße: es wirkt als plastische Leitschiene [7]. Die Porengröße und das Vorliegen von Querverbindungen dürften zusätzlich wichtige Faktoren für diesen osteokonduktiven Effekt sein [3.]

Klinische Ergebnisse

Bei Korrekturosteotomien wurden kortikale Keile mit der Seiler-Knochenmühle (Fa. Aesculap, Tuttlingen) zerkleinert und die Knochenheilung auf diese Weise erfolgreich angeregt (Abb. 13). Die Kombination mit einer Dekortikation wie in der Pseudarthrosenbehandlung hat zusätzlich einen günstigen Effekt. Die Knochenmühle hat sich im übrigen zur Aufbereitung von Bankknochen beim Wechsel von Hüftendoprothesen bewährt. Für den klinischen Routineeinsatz erscheint eine Siebung der Kortikalisfragmente nicht erforderlich, da nur ein geringer Anteil größer oder kleiner als 0,5–2 mm ist. Die Handhabung und Plazierung der zerkleinerten Kortikalis wird durch die Verwendung von Spritzen mit abgeschnittenen Enden erleichtert. Nach den Befunden von Eggers [2] sollte das Material nur wenig komprimiert werden, damit der Gefäßanschluß nicht behindert wird. Gelegentlich ist die Applikation mit einem Schlauch aus resorbierbarem Nahtmaterial hilfreich. Wir raten davon ab, zerkleinerte Kortikalis im infizierten Milieu oder bei deutlicher Instabilität zu verwenden.

TCP- und HA-Keramiken wurden erfolgreich zum Auffüllen epi- und metaphysärer Defekte und Knochenentnahmestellen verwendet. Wichtiger war jedoch der Einsatz als

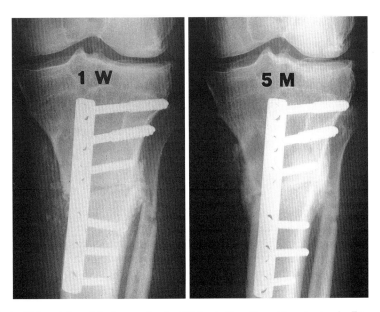

Abb. 13. Posttraumatische Valgusdeformität des proximalen Tibiaschaftes. Korrekturosteotomie, Dekortikation und Osteoplastik mit dem zerkleinerten kortikalen Keil. Die Röntgenkontrolle nach 5 Monaten zeigt kräftige Knochenbrücken im Bereich der angelagerten Kortikalis

Knochenstreckmittel, wenn große Mengen von Spongiosa und/oder zerkleinerter Kortikalis transplantiert werden mußten.

Bei dem Einsatz von TCP und HA sind eine Reihe von Regeln und technische Details zu beachten [12]:
1. Keramikgranulate sollten nur bei Vorliegen eines guten knöchernen Lagers (knöcherne Umgebung, keine Instabilität, keine Infektion) verwendet werden.
2. Keramiken haben schlechte mechanische Eigenschaften. In Bereichen mit Biegebeanspruchung (Diaphysen) sollte deshalb mit dem Einsatz der Granulate Zurückhaltung geübt werden.
3. TCP und HA sollten nicht bei der Behandlung von malignen Tumoren eingesetzt werden, da die Partikel aufgrund ihrer hohen Dichte die Erkennung lokaler Rezidive beeinträchtigen könnten und bisher keine Daten bezüglich des Einflusses auf Tumorwachstum vorliegen.
4. Keramikgranulate dürfen keinen Kontakt mit metallischen Implantaten haben. Aufgrund ihrer überlegenen Härte verursachen sie bei Relativbewegungen Arrosionen mit entsprechendem Abrieb.
5. Der Einsatz von TCP statt HA ist angezeigt, wenn ein früher Abbau und ein knöcherner Ersatz erwünscht ist (um beispielsweise eine erneute Knochenentnahme am Beckenkamm zu ermöglichen).
6. Wenn Keramikgranulate als Streckmittel zusammen mit Knochen verwendet werden, sollte ein starkes Komprimieren vermieden werden, um die Gefäßeinsprossung nicht zu behindern.
7. Je größer der Defekt, desto größer sollte die Korngröße sein (Daumenregel: Korngröße = 1/10 des Defektdurchmessers). Gängige Korngrößen sind deshalb 2–5 mm.
8. Zur Applikation bieten sich Spritzen mit abgeschnittenen Enden an. Eine Benetzung mit einigen Tropfen Kochsalzlösung oder – besser – aspiriertem Markraumblut ist ratsam [1].
9. Die Applikation kann durch ein resorbierbares Netz oder Schlauch erleichtert werden (z. B. zum Markraumverschluß beim Einzementieren von Hüftendoprothesen).

In Abb. 14a–d wird der Einsatz von TCP als Knochenstreckmittel bei einer posterolateralen Spondylodese L5–S1 wegen einer Spondylolisthese veranschaulicht; Abb. 15a–d zeigt die Augmentation von Beckenkammspänen mittels HA bei der Versorgung eines Riesenzelltumors, der den medialen Femurkondylus weitgehend zerstört hat.

Klinische Relevanz

Die Transplantation zerkleinerter Kortikalis fördert die Heilung von Knochendefekten bei Frakturen, bei Tumoren und beim Hüftgelenkersatz. In Abhängigkeit von der Stärke des knöchernen Lagers ist eine Beimischung von autologer Spongiosa und zerkleinertem homologen Bankknochen sinnvoll bzw. möglich.

Keramische TCP- und HA-Granulate können zum Auffüllen von Spongiosadefekten bei epi- wie metaphysären Frakturen oder an Knochenentnahmestellen verwendet werden. Sie kommen besonders als Knochenstreckmittel bei der Behandlung gutartiger Knochentumoren und bei Spanstraßen in der Wirbelsäulenchirurgie in Frage. Bewährt hat sich ein Mischverhältnis Knochen/Keramik bis 2 : 1.

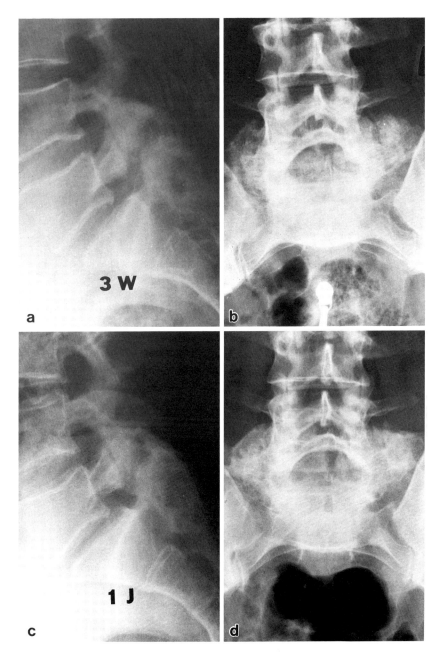

Abb. 14a–d. Bei einem 36 Jahre alten Lehrer wird wegen anhaltender Schmerzen bei einer erstgradigen Spondylolisthesis eine posterolaterale Spondylodese durchgeführt. Aus den Beckenkämmen entnommene Knochenspäne werden mit einem TCP-Granulat der Korngröße 1,4–2,8 mm augmentiert (Mischungsverhältnis Knochen/Kermaik 3:1). Nach 1 Jahr liegt eine feste knöcherne Konsolidierung mit Integration und Substitution des TCP vor. Der Patient ist wieder in seinem Beruf arbeitsfähig

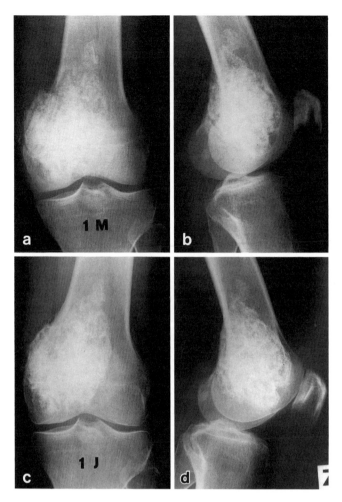

Abb. 15a–d. Bei der Versorgung eines Riesenzelltumors mit ausgedehntem Befall des medialen Femurkondylus war es schwierig, ausreichend Knochenmaterial zur Auffüllung zu gewinnen. Deshalb erfolgte eine Zumischung von HA-Keramik-Granulat im Verhältnis 2:1 (Knochen/Keramik). Nach 1 Jahr liegt eine knöcherne Konsolidierung mit Integration des dichten HA-Materials vor. Der Patient kann voll belasten. Die Nachbeobachtungszeit beträgt jetzt 5 Jahre. Es gibt keinen Hinweis für ein Rezidiv

Zusammenfassung

Am Beckenschaufelbohrlochdefekt des Göttinger Miniaturschweines wurde die Knochenheilung nach Auffüllung mit zerkleinerter autologer Kortikalis unterschiedlicher Korngröße sowie porösem TCP- und HA-Keramik-Granulat untersucht.

Die histologische Auswertung ergab in Übereinstimmung mit Röntgennativaufnahmen und computertomographischen Dichtemessungen:

1. Die Zerkleinerung autologer Kortikalis mit einer Knochenmühle vom Typ einer Raffelfräse führt zu einem Material, das die Knochenheilung beschleunigt. Eine Korngröße von 0,5–1 mm ist günstiger als von 1–2 mm und kommt der Wirkung einer Spongiosatransplantation nahe.
2. Poröse TCP- und HA-Keramiken haben nicht die gleiche günstige Wirkung wie Spongiosa oder zerkleinerte Kortikalis, d. h. sie stimulieren die Knochenregeneration nicht. Sie erlauben jedoch einen direkten Knochenanbau auf ihre Oberfläche ohne bindegewebige Zwischenschicht und fördern das Vorwachsen neuen Knochens im Sinne eines Leitschieneneffektes. Dieser osteokonduktive Effekt existiert nur im guten knöchernen Lager. Er ist abhängig von den Poren (Durchmesser, Vorliegen von Querverbindungen), von den Zwischenräumen zwischen den Partikeln (Partikelform und -größe) und insbesondere vom Ausmaß der Degradation. Es zeigt sich, daß TCP-Keramik schneller als HA in die kleinen Körnchen zerfällt, aus denen die Keramik ursprünglich gesintert wurde. Dadurch ist innerhalb Wochen und Monaten ein beträchtlicher knöcherner Ersatz mit Remodeling möglich.

Die Arbeit stützt sich ganz wesentlich auf die histologische Auswertung. Herrn Prof. Dr. G. Delling, Abteilung für Osteopathologie des Universitätskrankenhauses Eppendorf, sei für die Anfertigung der histologischen Schnitte gedankt.

Literatur

1. Conolly J, Guse R, Lippiello L, Dehne R (1989) Development of an osteogenic bone-marrow preparation. J Bone Joint Surg [Am] 71:684–691
2. Eggers C (1989) Einbauverhalten autologer Knochentransplantate – Bedeutung der Transplantatverdichtung und der Lagerstabilität. Hefte Unfallheilkd 192
3. Eggli PS, Müller W, Schenk RK (1988) Porous hydroxyapatite and tricalciumphosphate cylinders with two different pore size ranges implanted in the cancellous bone of rabbits – A comparative histomorphometric and histologic study of bony ingrowth and implant substitution. Clin Orthop 232:127–138
4. Groot K de (1980) Bioceramics consisting of calcium phosphate salts. Biomaterials 1:47–49
5. Holmes RE (1979) Bone regeneration within a coralline hydroxyapatite implant. Plast Reconstr Surg 63:626–633
6. Holmes RE, Buchholz RW, Mooney V (1986) Porous hydroxyapatite as a bone-graft substitute in metaphyseal defects. A histometric study. J Bone Joint Surg [Am] 68:904–911
7. Hoogendoorn HA, Renooij W, Akkermans LMA, Visser W, Wittebol P (1984) Long-term study of large ceramic implants (porous hydroxyapatite) in dog femora. Clin Orthop 187:281–288
8. Jarcho M (1981) Calcium phosphate ceramics as hard tissue prosthetics. Clin Orthop 157:259–278
9. Katthagen B-D, Mittelmeier H (1984) Experimental animal investigation of bone regeneration with collagen-apatite. Arch Orthop Trauma Surg 103:291–301
10. Köster K, Heide H, König R (1977) Resorbierbare Kalziumphosphatkeramik im Tierexperiment unter Belastung. Langenbecks Arch Chir 343:173–181
11. Meiss L (1986) Untersuchung der Knochenregeneration in standardisierten Knochendefekten des Göttinger Miniaturschweins nach Auffüllung mit zerkleinerter Kortikalis und porösen Kalziumphosphat-Keramiken. Habilitationsschrift, Universität Hamburg
12. Meiss L (1990) Zum Einsatz von Hydroxylapatit (HA) und Tricalciumphosphat (TCP)-Keramik-Granulat in der Orthopädie und Traumatologie – Eine Arbeitsanleitung. Krankheiten und Verletzungen des Bewegungsapparates. 4. Hamburger orthopädisches Symposium 1988, CIBA-Geigy
13. Osborn JF (1985) Implantatwerkstoff Hydroxylapatit. Grundlagen und klinische Anwendung. Quintessenz, Berlin Chicago London Rio de Janeiro Tokyo
14. Seiler H, Schweiberer L (1980) Über ein klinisch verwendbares Gerät zur Zerkleinerung kompakter Knochentransplantate. Unfallheilkunde 83:275–277

Vergleich von Bio-Oss und anderen Implantationsmaterialien bei der Erhaltung des Alveolarkammes des Unterkiefers beim Menschen

P.J. Boyne

Department of Oral & Maxillofacial Surgery, Loma Linda University Medical Center, Loma Linda, Ca. 92350, USA

Die chirurgische Wiederherstellung des atrophischen Unterkieferkammes beim zahnlosen Patienten ist für den Kliniker seit vielen Jahren ein Problem. Routinemäßige Knochentransplantationsverfahren führen meist zur Resorption des Transplantats, wobei der Alveolarkamm unter der Funktion der Vollprothese wieder die vorherige unbefriedigende Höhe und Dicke annimmt [2]. Dieses klinische Problem führte zur Verwendung einer Kombination der autogenen Beckenkammtransplantation in Partikelform (PMCB) mit natürlichem Knochenmineral des spongiösen Partikeltyps (Bio-Oss), womit folgendes erreicht werden sollte:

- Wiederherstellung des Kammes in seiner früheren Höhe und Dicke sowie
- Erhaltung des Knochens in geeigneter Höhe, indem die Art des Knochengewebes des Kammes von einer schwach ausgeprägten Knochenbälkchenstruktur in ein neues Gebiet mit stärkerer lamellärer Schichtung umgebaut wird, um die Neigung zu einer trabekulären Knochenausdünnung, wie sie bei lange bestehenden zahnlosen Kämmen beobachtet wird, zu bekämpfen (Abb. 1a, b).

Der lamelläre Knochen, der sich um die einzelnen Bio-Oss-Partikel bildet, wie am Alveolarkamm von Rhesusaffen in früheren Arbeiten beobachtet, scheint drauf hinzuweisen, daß eine derartige Knochenwiederherstellung bei klinischen Patienten der Resorption unter einer Vollprothese widerstehen könnte [3,4].

Methode

Dementsprechend wurde diese Studie mit 2 Patientengruppen durchgeführt:

Gruppe 1
18 Patienten erhielten Knochentransplantate auf einer Seite des Unterkiefers, die aus einem Verbundtransplantat aus PMCB-Partikeln und Bio-Oss-Partikeln bestand (s. Abb. 1a, b). Eine lingual plazierte Strebe wurde posterior auf jeder Seite zur Aufnahme der Partikeltransplantate angebracht. Auf der kontralateralen Seite wurde nur ein autogenes Partikeltransplantat an der lingualen Transplantatstrebe befestigt (Abb. 2a–c).

Gruppe 2
Bei 16 Patienten wurde ein Verbundtransplantat aus PMCB und Bio-Oss *bilateral* angebracht, wobei die gleiche Technik der lingualen Strebe verwendet wurde wie in Gruppe 1 beschrieben.

6 Monate nach der Knochentransplantation wurden ein Spalthauttransplantat eingesetzt und eine Vestibuloplastik mit Mundbodensenkung durchgeführt. Zu diesem Zeitpunkt

Abb. 1. a Bild des Trabekelmusters eines Alveolarkammes unmittelbar nach Zahnextraktion bei einem Rhesusaffen mit starker Trabekelbildung, regelmäßig zwischen medialer und lateraler Kortikalis angeordnet. **b** Mit fortdauernder Zeit und Prothesenfunktion wird der kortikale Knochen dünner, das Bälkchenmuster wird sehr fein und verliert seine Stützfunktion für den Alveolarkamm (mikrophotographische Aufnahme mit 80facher Vergrößerung)

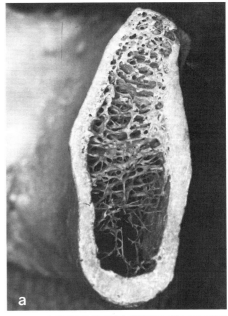

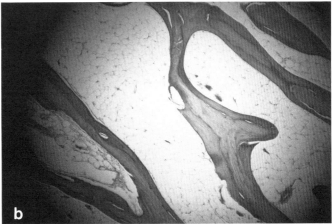

wurde eine prothetische Schiene konstruiert. Beide Patientengruppen erhielten dann eine Vollprothese eingepaßt und hatten bei normaler Vollkost über einen Zeitraum von 4 Jahren keine Funktionsprobleme. Während dieser Zeit wurde die Höhe und Dicke des Alveolarkammes klinisch überwacht und röntgenographisch vermessen [1] (Abb. 3).

Bei den Patienten wurde 6 Monate nach dem operativen Eingriff eine volle konventionelle Prothese angefertigt, sie durften zu Vollkost zurückkehren.

3 Patienten in Gruppe 1 und 2 Patienten in Gruppe 2 erschienen nicht mehr zur Nachkontrolle. Bei allen anderen Patienten wurden während des angegebenen Zeitraums postoperative Nachuntersuchungen im Abstand von 6 Monaten vorgenommen.

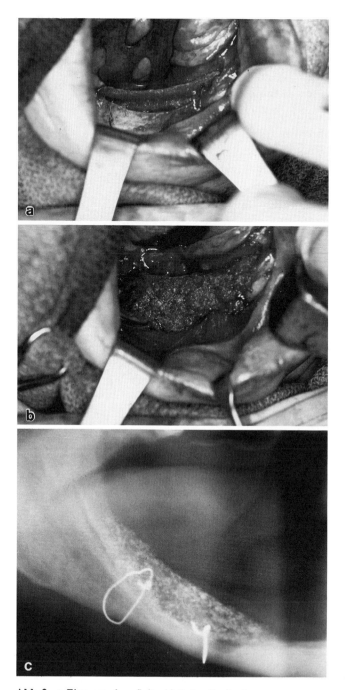

Abb. 2. a Eine aus dem Seitenblatt des Beckenkamms entnommene „Strebe" aus kortikalem Knochen wird entlang der lingualen Fläche des Unterkieferknochens angelagert und mit um den Kiefer geführten Drähten befestigt. **b** Ein PMCB-Partikel-Transplantat vom Beckenkamm vermischt mit Bio-Oss wird an der lingualen „Strebe"-Wand entlang angebracht. **c** Röntgenaufnahme des in **a** und **b** gezeigten Patienten unmittelbar nach Operation

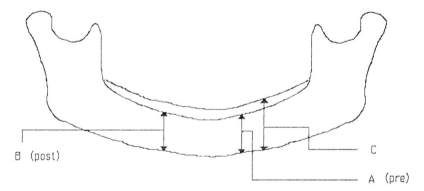

Abb. 3. Darstellung der Röntgenmessungen zur Feststellung des Höhenzuwachses am Alveolarkamm (Nach [1]). **A** Höhe des Kammes vor Operation von der Untergrenze bis zum äußeren schrägen Kamm, **B** Höhe des gleichen Bereichs postoperativ, **C** Höhe des erhöhten Kammes, gemessen ab Untergrenze, **D** korrigierte Gesamtkammhöhe. $D=\frac{((B-A)\times C)+C}{A}$

Ergebnisse

Gruppe 1

Es wurde festgestellt, daß die experimentelle Seite ihre Höhe und Dicke beibehielt, wobei im Laufe des vierjährigen Zeitraums ein Knochenverlust von etwa 20 % eintrat, während auf der kontralateralen Seite (nur PMCB) ein Knochenverlust von über 60 % erfolgte (Abb. 4, 5).

In Gruppe 1 mußte aufgrund der ausgeprägten Resorption, die auf der Kontrollseite festgestellt wurde, bei 6 der 15 Patienten eine erneute Transplantation vorgenommen werden. Dabei wurde den Patienten ein Verbundtransplantat aus Bio-Oss und PMCB eingesetzt.

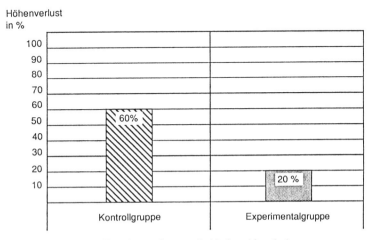

Abb. 4. Klinischer Knochenverlust am bukkalen Alveolarkamm

Gruppe 2

Die Gruppe mit PMCB-Bio-Oss bilateral zeigte während des Vierjahreszeitraums einen Knochenhöheverlust von etwa 20 %, und bei sämtlichen Patienten (14) ist die Funktion mit einer konventionellen Prothese am Ende der 4jährigen Nachuntersuchungszeit immer noch gut (Abb. 5, 6).

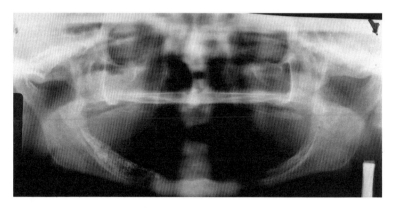

Abb. 5. 4 Jahre nach der Operation zeigt die Seite mit dem Bio-Oss-Autotransplantat die Höhe des Kammes unverändert. Die Kontrollseite mit dem autogenen Knochentransplantat allein wurde in dem vierjährigen Zeitraum deutlich resorbiert

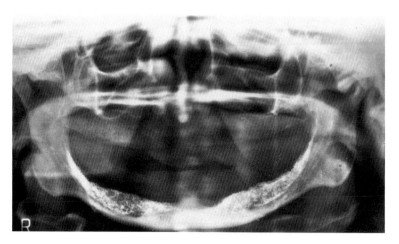

Abb. 6. Röntgenaufnahme eines Falles aus Gruppe 2 mit Bio-Oss auf beiden Seiten des Unterkiefers, gemischt 1:1 mit PMCB aus dem Beckenkamm am Ende des vierjährigen Funktionszeitraums. Beide Seiten zeigen einen erhaltenen Alveolarkamm

Schlußfolgerung

Das Ergebnis dieser Langzeitstudie zur Wirkung der Prothesenfunktion auf Verbundtransplantate aus PMCB und Bio-Oss zeigt die Tendenz, daß der durch das Transplantat wiederhergestellte Kamm einer Knochenresorption widersteht und läßt eine umfangreichere Verwendung des Knochenmineralmaterials auf diese Weise für die Zukunft als empfehlenswert erscheinen.

Literatur

1. Block MS, Kent JN (1984) Long term radiographic evaluation of hydroxylapatite augmented mandibular alveolar ridges. J Oral Maxillofac Surg 42:793–796
2. Boyne PJ (1985) Possibilities of stimulating bone reconstruction and regeneration by the use of graft materials. Proceedings of the 8th International Conference on Oral Surgery, Berlin 1983. Quintessenz, Berlin, pp 584–590
3. Boyne PJ (1987) Composition of porous and non-porous hydroxylapatite and anorganic xenografts in the restoration of alveolar ridges. Proceedings of the Meeting of the Society for Testing and Materials. Symposium on Quantitative Characterization and Performance of Porous Implants for Hard Tissue Applications, ASTM STP 953. Lemons, Philadelphia, pp 359–369
4. Scheer PM, Boyne PJ (1987) Use of porous hydroxylapatite in bovine anorganic bone in fesh extraction socket in maintain alveolar height. Proceedings of the 2nd International Symposium on Pre-Prosthetic Surgery, Palm Springs, CA, May 15, 1987

Round-Table-Gespräch (Zusammenfassung)

F. Bonnaire und E.H. Kuner

Vorbemerkungen und Definitionen

Verschiedene Formen der Knochentransplantation

1. Autologe = autogene Transplantation = Transplantation von Knochengewebe desselben Individuums = Autotransplantation:
   a) Mit Gefäßanschluß (kortikal, kortikospongiös).
   b) Ohne Gefäßanschluß (kortikospongiös, spongiös).

   Vorteile: Keine Antigenität, bleibende Vitalität, Verfahren der ersten Wahl im ersatzschwachen Lager.

2. Homologe = homogene Implantation = Implantation von Individuen der gleichen Spezies = Allotransplantation oder allogene Transplantation:

a) Ohne Gefäßanschluß. Homologe, tiefgefrorene Spongiosa
Vorteile: Unbegrenzte Verfügbarkeit, kein Zusatzeingriff notwendig.
Nachteile: Antigenität, Infektion (Aids, Hepatitis), Knochenbank erforderlich, keine Osteogenese, Kosten.
Homologe Implantation mit gereinigtem und autoklaviertem Knochen.
Vorteile: Keine Mengenbegrenzung, keine Antigenität, keine Infektiosität, keine Knochenbank erforderlich, Osteokonduktion.
Nachteil: Keine Osteoinduktion.
Forderung: Knochenmark muß völlig entfernt sein.
b) Mit Gefäßanschluß: rein experimentell, klinisch nicht relevant.
3. Heterologe = xenogene Implantation = Implantation von Knochenmaterial einer anderen Spezies.
Vorteile: Mengenmäßig frei verfügbar, kostengünstig herstellbar.
Nachteile: Hohe Antigenität, Hemmung der Knochenbildung (fibröse Einkapselung), unbrauchbar.

Weitere Begriffe

Mazerierter Knochen: Durch chemische oder physikalische Vorbehandlung enteiweißter Knochen mit z. T. noch erhaltener Antigenität. Beispiel: Kieler Knochenspan (xenogenes Präparat).

Knochenersatz: Substitution eines Defektes mit dem Ziel der Knochenneubildung.

Knochenersatzmaterialien: denaturierte Knochensubstanzen mit mineralisierter anorganischer Struktur.

Synthetische Kalziumphosphatkeramiken:
a) Trikalziumphosphat (TCP),
b) Tetrakalziumphosphat,
c) Hydroxiapatit (HA).

Osteogenität: Aus dem Transplantat kann ohne Einfluß des Lagers Knochen gebildet werden.
Osteoinduktion: Bildung von Knochen aus dem Lagergewebe unter dem Einfluß des Transplantates.
Formen der Osteoinduktion:
a) heterotop: Extraskeletale Knochenneubildung, z. B. im Muskel durch Transplantat;
b) orthotop: Knochenneubildung im Knochendefekt.

Mögliche Ursachen
Traumatisch bedingte Osteoinduktion: Schädel-Hirn-Trauma, Laparotomie, Gewebequetschungen, Operationen.
Zelluläre Osteoinduktion: durch Transplantation von autogenem Knochenmark, z. B. in der Muskulatur.

Chemische Osteoinduktion: z. B. durch Alkoholextraktinjektion im Kaninchenmuskel oder durch Injektion von dekalzifiziertem allogenem Knochen in Muskelgewebe.

Osteokonduktion: Förderung der Knochenregeneration durch Vorgabe eines mechanisch wirksamen Leitgerüstes.

Osteointegration: Knochenregeneration durch direkten Kontakt bzw. Haftung zwischen Knochenregenerat und Ersatzstoff. Einbau und Umbau im Sinne einer funktionellen Anpassung.

Osteogenetisch wirksame Substanzen: „bone morphogenetic protein" (BMP), „osteogenin-containing-gelatine" (dekalzifizierte Knochenmatrix).

Im Handel erhältliche Präparate:
- Collapat (kollagene Trägersubstanz mit synthetischem HA-Pulver),
- Pyrost (gesinterter, anorganischer Knochen mit erhaltener Bälkchenarchitektur),
- Bio-Oss (anorganischer, boviner Knochen mit erhaltener natürlicher Struktur und Karbonatanteilen).

Knochenersatzmaterialien

Leitung: R. Schenk

Teilnehmer: M. Aebi, B.J. Boyne, L. Meiss, H. Mittelmeier, P.E. Ochsner, W. Schlickewei, M. Spector

Schenk: Zunächst zur Einleitung der Diskussionsrunde eine kurze Zusammenfassung des bisher Vorgetragenen. Was bieten die Ersatzstoffe, welches sind die Vor- und Nachteile? Was kann man erwarten in bezug auf ihren Einbau, ihre Substitution und ihre mechanischen Eigenschaften?

Aus dem heute gesagten ergibt sich im wesentlichen folgendes: Die Verarbeitung der Ersatzmaterialien ist mittlerweile so weit gediehen, daß Inkompatibilitäten, wie sie früher beim Kieler-Span beobachtet wurden, ausgeschlossen sind, sowohl bei den Ersatzstoffen, die aus *tierischen Materialien* gewonnen werden, als auch bei Ersatzstoffen, die *synthetisch* hergestellt werden. Bezüglich der Konduktivität kann gesagt werden, daß die spongiosaähnlichen Strukturen für das Einwachsen der Gewebebestandteile, aber auch für das Durchtränken mit Knochenmark oder Blut die besten Integrationsvoraussetzungen haben. Die porösen Strukturen haben immer noch das Problem der Kommunikation zwischen den Poren, insbesondere dann, wenn es sich um nicht resorbierbare Stoffe handelt. Bezüglich der *mechanischen Eigenschaften* darf ich betonen, daß die Informationen, die durch reine Druck- oder Zugbelastungen gewonnen werden, doch wohl zu günstige Eigenschaften suggerieren und daß der Schwachpunkt dieser Substanzen vor allem bei der Biegefestigkeit liegt. Dies ist auch zu erwarten, da das Kollagen, das dem Knochen seine hervorragende Biegefestigkeit verleiht, aus diesen Substanzen entfernt wurde.

Schlickewei: Ich möchte nochmals betonen, daß das Ausmaß der Druckfestigkeit der Ersatzmaterialien, sei es beim Bio-Oss oder bei Pyrost, nicht der Druckbelastbarkeit des natürlichen Knochens nahe kommt und damit auch bezüglich der mechanischen Tragfähigkeit keine derart große Bedeutung hat. Die notwendige Biegefestigkeit für eine belastbare Situation kann durch Knochenersatzmaterialien nicht erreicht werden. Damit wird die Indikation für die Implantation eines Knochenersatzes auch auf Bedingungen eingeschränkt, die für sich genommen *stabile Verhältnisse* beinhalten (Defekthöhlen), oder aber auf Situationen, die durch eine *zusätzliche* Osteosynthese belastungsstabil gestaltet werden.

Ochsner: In meinen eigenen Versuchen habe ich darauf geachtet, daß ich ein gut integrierbares Implantat wähle, das eine große Porosität und wenig Substanz aufweist. Das Implantat wird als Leitstruktur verwendet und funktioniert im Zusammenhang mit einem autologen Transplantat, das die definitive Stabilität herstellt. Im Extremitätenbereich bin ich der Ansicht, daß die volle Belastbarkeit nach Abschluß der Umbauvorgänge eine absolute Forderung darstellen muß. Die Arbeiten mit *Granulaten* haben gezeigt, daß bei segmentalen Defekten die zentralen Anteile des transplantierten Materiales nie integriert waren. Dies war bei 4 klinischen Anwendungen sowohl bei Trikalziumphosphat als auch Hydroxiapatit der Fall, die zentralen Anteile waren lediglich fibrös überbrückt.

Schenk: Die Anwendung einer biodegradablen Membran, wie Sie sie in Ihren Versuchen angewandt haben, scheint sich immer mehr als ein Prinzip der geführten Gewebedifferenzierung herauszustellen. Könnten Sie dazu Ihre Erfahrungen präzisieren?

Ochsner: Sie meinen das resorbierbare Netz aus Polyglaktit. In zu großer Stärke haben diese Implantate einen eher regenerationsverhindernden Effekt. Das Material soll möglichst kurzfristig resorbierbar sein. Eine *Induktion* der Knochenneubildung durch diese Materialien ist meiner Meinung nach nicht denkbar. Ich erwarte mir lediglich eine mechanische Verfestigung und Impaktierung des Materiales mit einer Garantie der Kontakthaltung zwischen Transplantat und dessen Lager von diesen Substanzen.

Schenk: Gestattet die Anwendung von derartigen Membranen eine vermehrte Anwendung von Granulaten zur Überbrückung von Defekten?

Ochsner: Gegenüber Granulaten und deren Oberflächenreaktion bin ich skeptisch. Ich glaube, daß es nur beim direkten Kontakt zwischen Granulaten und dem autologen Knochen zu Reaktionen kommen wird. In den Fällen, wo das Periost, z. B. bei Jugendlichen, erhalten bleibt, sind natürlich ganz andere regenerative Voraussetzungen gegeben.

Schenk: Die Burwellsche Durchtränkung des Knochens hat sich in ihren Versuchen ja sehr positiv ausgewirkt. Sie bestätigt die frühere Angabe von Burwell, daß die Durchtränkung von homologer Spongiosa mit autologen, pluripotenten Mesenchymzellen den Charakter der allogenen Transplantation in Richtung auf eine autologe Transplantation in positiver Weise beeinflussen kann. Ist das auch Ihr Eindruck bei großen Defekten? Speziell interessiert der gezeigte Fall eines Kindes. Ist hier der Röhrenknochen effektiv aus der Substitution entstanden oder hat er sich als Auflagerung des Periostes auf den ursprünglich belassenen Durchmesser gebildet?

Mittelmeier: Die Methode von Burwell, die von uns jetzt wiederbelebt wird, hat sich in den 60er Jahren nicht durchgesetzt. Nach meiner Meinung war der Grund dafür, daß Burwell allogenes Material verwendet hat und bei diesem Material doch die immunologischen Gegenreaktionen zu groß waren. Wir haben im durchtränkten Pyrost keine Möglichkeit der immunologischen Reaktion, da sämtliches Fremdeiweiß im Gegensatz zum Kieler-

Span entfernt ist. Nach den experimentellen Untersuchungen meines Sohnes, aber auch nach klinischen und röntgenologischen Verlaufskontrollen ist es keine Frage, daß diese Verknöcherung komplett ist. Bei einer nur oberflächlichen Auflage der Knochensubstanz vom Periost her wäre eine röntgenologische Verdichtung zu erkennen. In diesem Fall ist jedoch die röntgenologische Darstellung sehr homogen über die gesamte Knochenbreite. Die zu erwartende Regeneration der Markhöhle ist verzögert.

Bezüglich der *Markbeimpfung* darf ich noch folgende Ergänzungen machen: Das Markblut wird mit einer Einmalspritze aus der Knochenmarkhöhle gewonnen. Der längste überbrückte Defekt mit unserer Methode der Knochenmarksbeimpfung von Pyrost betrug nach Resektion 24 cm. Dieser Fall liegt jedoch erst 3 Monate zurück, so daß über die Ausheilung noch nichts gesagt werden kann. Der bisherige Verlauf ist jedoch sehr günstig. In diesem Fall wurde aus der Femurmarkhöhle mit dem Instrumentarium von Küntscher eine größere Menge von Knochenmarkbrei entnommen und auf das Pyrosttransplantat an der Tibia übertragen.

Schenk: Ich bin erschrocken, als ich Ihre ersten Schnitte durch die Hydroxiapatit- und Trikalziumphosphatkeramik sah. War das Ausgangsmaterial wirklich Trikalziumphosphat im Sinne der amorphen Struktur und wie war die Porosität?

Dieses geringe Einwachsen in die TCP-Plastik hat mich doch sehr überrascht, es ist durchaus unüblich.

Meiss: Die Bilder, die Sie ansprechen, waren nach 3 Wochen angefertigt worden, das Implantat entsprach Ceros 82, d. h. TCP, und das andere war Hydroxiapatit, welches eine geringere Porosität hatte als das TCP. Wichtig ist bei diesen Granulaten nicht nur die Porosität, die sie selber aufweisen, sondern auch die Porosität, die zwischen den Partikeln vorliegt. Wenn man nur ein relativ kleines Granulat mit einer Porosität von 0,8 bis 2,0 mm wählt, hat es der Knochen schwer, diese Poren zu durchdringen. Die Partikelgröße muß man deshalb abhängig von der Defektgröße gestalten. Größere Defekte müssen mit größeren Partikeln mit möglichst unregelmäßiger Struktur aufgefüllt werden. Im übrigen ist die Porengröße lediglich für die Degradation wichtig. Bei kleinen, interkonnektierenden Poren ist das Einwachsen leichter, der Abbau erfolgt schneller und die Überbrückung geht rascher.

Schenk: Die Spezifikation des Materials ist absolut notwendig, was Porengröße angeht, die Reinheit des Materials und die Reproduzierbarkeit der Oberfläche. Hier gab es in früheren Jahren noch sehr unterschiedliche Qualitäten in den einzelnen Chargen, die sogar zu der Überlegung geführt haben, ob die einzelnen Chargen bezüglich ihrer Qualität an Tierversuchen getestet werden sollten.

Schenk: Herr Boyne, Sie haben in sehr schöner Weise gezeigt, wie Sie den Alveolarfortsatz mit hydroxiapatitähnlichen Substituten augmentiert haben und damit einen Vorteil aus der Tatsache gewonnen haben, daß das Material nicht resorbierbar ist. Andere Implantate wie TCP würden möglicherweise resorbiert werden und damit den Substanzverlust wieder entstehen lassen. Haben Sie vergleichbare Studien gemacht mit resorbierbaren Implantaten, wobei der Defekt durch den Originalknochen wieder aufgebaut wurde?

Boyne: Vor dem Einsatz von Bio-Oss bei dem spongiösen Hydroxiapatit haben wir Trikalziumphosphat benutzt, und wir sahen, daß es relativ früh resorbiert wurde, so daß das Remodeling nicht lange unterstützt wurde. Heute nachmittag werde ich andere Fälle zeigen, in denen das lange Verbleiben der Augmentation an einem Implantat von wesentlicher Bedeutung für das Dauerergebnis ist. Mit resorbierbarem Material und Mischungen mit autologer Spongiosa waren wir weit weniger glücklich bezüglich der Rekonstruktion des Knochengerüstes.

Schenk: Um die erste Frage zu präzisieren: Brauchen wir tatsächlich für die Substitution von Knochen ein resorbierbares Material, oder können wir das angestrebte Ziel auch mit nicht resorbierbaren Keramiken erreichen?

Mittelmeier: Herr Schenk, Sie haben selbst auf die verminderte Schwingfähigkeit und Elastizität der Materialien ohne Kollagengehalt hingewiesen. Die toten Materialien unterliegen alle auf die Dauer einer verstärkten Schwingbrüchigkeit, und wir dürfen uns auf ihre Festigkeit allein nicht verlassen. Wir müssen anstreben, wenn wir keine tragfähigen Substanzen, wie Prothesen, implantieren, daß dort eigene kollagenhaltige Substanzen in den neuen Knochen integriert werden können, weil wir nur dann die erforderliche Festigkeit erhalten. Also müssen wir ein resorbierbares oder weitgehend resorbierbares Material benutzen oder aber ein Material, das mit so wenig Substanz den entsprechenden osteostimulativen Effekt bewirkt, daß das verbleibende, wenn es nicht resorbierbar ist, den Knochen nicht mehr schwächt. Beim Trikalziumphosphat findet ein biologischer Abbau statt, und dieser Abbau ist verbunden mit Reaktionen zellulärer Art, die die Struktur schwächen. Ein allzu schneller Abbau dieser Substanzen führt dort zu einer mechanischen Schwächung über einen langen Zeitraum von bis zu einem Jahr, welcher unerwünscht ist. Im Gegensatz dazu wird mit einer ganz langsam resorbierbaren Substanz, bei der durch Abbauprodukte keine Störung der Osteoneogenese zustande kommen, in wesentlich schnellerer Zeit ein tragbarer Knochen hergestellt. Ich möchte nochmals sagen, daß die chemische Bestimmung von Kalziumphosphat oder Hydroxiapatit in der zu transplantierenden Substanz äußerst schwierig ist. Es ist notwendig: 1. die Bestimmung der Kalzium-Phosphor-Korrelation, die allein jedoch wenig aussagefähig ist, 2. ist eine kristallographische Bestimmung erforderlich, die jedoch für sich genommen auch nicht ausreichend aussagefähig ist. So liegt zum Beispiel das Hydroxiapatit kristallin und amorph vor. Das Trikalziumphosphat kann in α- oder in β-Form vorliegen, die verschiedene Kristallformen haben, so daß die Spezifikation der Substanz sehr schwierig sein kann.

Schenk: Bei den heutigen Vorträgen ist mir aufgefallen, daß das Problem der Substitution darin liegt, daß der substituierte Knochen nach seiner Regeneration eine kontinuierliche Struktur und eine feste Verbindung zwischen Lager und Substitut entwickelt. Wenn dieses Ziel erreicht werden kann, auch wenn eingesprengte Partikel des Substitutionsmateriales noch nachweisbar sind, wenn wir eine kontinuierliche Knochenstruktur erreichen, dann ist der Knochen das tragende Element, er wird bei der mechanischen Belastung verformt und damit auch dem Regelkreis des Wolff-Gesetzes unterworfen. Dies scheint mir vielleicht noch wichtiger als die morphologische Analyse der Quantität der Resorption des implantierten Materials. Hierzu hätte ich gern Stellungnahmen.

Schlickewei: Ich möchte das Gesagte unterstreichen, auch das was von Prof. Mittelmeier vorhin bezüglich der Implantatgröße und Beschaffenheit gesagt wurde. In meinen Versuchen wurden 3 verschiedene Substanzaufbereitungen zur Defektauffüllung benutzt. Einmal Kortikalisgranulat, zum zweiten Spongiosagranulate und zum dritten spongiös geformte Spongiosablöcke, wobei die spongiosaähnlich geformten Partikel im Gegensatz zu den Kortikalispartikeln sehr grazil erscheinen. Für unsere Indikationen, jetzt für die Unfallchirurgie gesprochen, sind die Kortikalisgranulate sicher nicht die Substitute der Wahl, obwohl es zu einer gleich guten Osteointegration und gleich gutem Durchbau kommt. Hier haben wir eine andere Situation als in der Zahn- und Kieferchirurgie, wo das Material als Platzhalter benötigt wird. Bei unseren Indikationen reicht es aus, das implantierte Material als Leitschiene zu benutzen, und hier gleicht die Integration des Pyrost der des Bio-Oss. Was die Resorption dieser Substanzen angeht, bin ich ihrer Meinung, daß sie nicht zu schnell erfolgen soll, aber auch den Einbau des Knochen zu einer tragfähigen homogenen Struktur nicht behindern soll.

Ochsner: Ich bin nicht ganz sicher, ob die genaue chemische Zusammensetzung derart wichtig ist für die Provokation unterschiedlicher zellulärer Reaktionen. Ich selbst habe mit extrem unterschiedlichen Materialien gearbeitet. Ich habe Trikalziumphosphat als Puder in Formkörperchen gepreßt, ich habe das präsentierte Material verwendet, ich habe hochdichtes Hydroxiapatit verwendet, und die Reaktionen waren viel stärker von der Lokalisation des Einbringens abhängig. Es war unterschiedlich, ob es ein Bohrloch von 7 mm oder ein Beckenkammdefekt von 2 cm war, der fast keinen Knochenkontakt zum gesunden Knochen erlaubt, oder ob es ein Segmentdefekt im distalen Femur war. Ich bin nicht der Auffassung, daß die genaue Spezifikation des Materials das Entscheidende ist. Zum zweiten: Beim TCP-Material könnten Partikel, die in die Weichteile fallen, enorme Reaktionen auslösen. Hier stellen die Makrophagen ein noch nicht genügend bekanntes Problem dar. Aber im Bereich des eigentlichen Umbaus kann man davon nichts erkennen. Man sieht zwar gewisse Restpartikel, aber die neustrukturierte Kortikalis ist sehr gut. Im entscheidenden Bereich ist der Umbau perfekt, und dort, wo die Verhältnisse in Richtung Markhöhle gehen, wo der Körper kein großes Interesse hat, eine tragfähige Struktur aufzubauen, liegen die Kristallpartikel amorph im Gewebe, während sie in den Weichteilen eine granulozytäre Reaktion hervorrufen.

Frage aus dem Auditorium: Wenn ich die histologischen Bilder richtig interpretiere, kam es nach Knochensubstitution lediglich in dem Bereich zu einer Kortikalisneubildung, wo der Knochen einer mechanischen Belastung ausgesetzt ist. Meine Frage: ist es nicht sinnvoller, hier ein formschlüssiges Implantat einzusetzten, das lediglich dem kortikalen Defekt entspricht und der Kraftübertragung dient, und hat damit nicht die Implantation von Granulaten eine eingeschränkte Indikation im spongiösen Bereich, wie z. B. bei Knochenzysten?

Schlickewei: Ihre Aussage entspricht dem Schlußsatz meines Vortrages. Die Indikation für die Spongiosagranulate liegt im spongiösen Bereich. Wenn spongiöse Partikel hier implantiert werden, ist nicht zu erwarten, daß sich hier Kortikalis bildet.

Ochsner: Ich bin grundsätzlich mit Ihrer Auffassung einverstanden, nur sind diese Implantate mechanisch sehr fragil, eine mechanische Unterstützung ist erforderlich. Die alleinige Implantation von Formkörpern ohne Unterstützung wäre sicherlich nicht tragfähig.

Marti: Wenn ich einen großen Defekt mit autologer Spongiosa überbrücke, z. B. bei Verlängerungen, dann sieht man in jeder Altersgruppe eine Rekanalisierung des Markkanals, also einen vollständigen Umbau des Knochens. Mit Ausnahme des Experimentes und der Darstellung von Ochsner habe ich in keinem Fall eine ähnliche Beobachtung bei den verschiedenen Referenten gesehen. Ich habe eine Kortikalisneuformation um die Implantate, wie sie zum Teil sogar beim Knochenzement nach Implantation von Totalendoprothesen gesehen wird, vermißt, und zwar sowohl bei der Unterstützung des Azetabulums zur Verankerung der Pfanne als auch nach Tumorresektion. Deshalb meine Frage: Was geschieht mit dem Material auf die Dauer, was z. B. passiert bei einem Infekt? Ist das Implantat ein Fremdkörper, muß es dann entfernt werden, muß man dann eine Segmentresektion durchführen, oder werden die Partikel mühelos resorbiert?

Mittelmeier: Von unseren mehreren 100 ausgewerteten Fällen lag die Primärinfektquote nicht höher als bei anderen Operationen. Bei einem eitrigen Frühinfekt wird vorsorglich das Pyrost entfernt, weil ich glaube, daß es letztendlich doch den Infekt unterhalten kann und als eine Art Sequester wirksam wird. Aber Spätinfekte haben wir bei unseren Fällen nicht gesehen, und ich hatte bei den noch nicht sehr zahlreichen Fällen von Segmentresektionen noch nicht die Not, die Frage zu entscheiden, die Sie mir eben gestellt haben.

Ochsner: Man muß auch daran denken, wie man das Implantat wieder entfernen kann. So habe ich z.B. bei einem Rohr den Durchmesser so gewählt, daß er kleiner ist als der Schaftinnendurchmesser, und meine Standardbehandlung beim chronischen Infekt ist es, daß ich die Markhöhle ausbohre, also kann ich ein solches Implantat herausbohren. Im experimentellen Bereich habe ich einige Erfahrungen gemacht, wobei sich Granulate infiziert haben. Dabei war eine interessante Beobachtung, daß ein Teil der Granulate weggeschwemmt wurde, ein Teil jedoch lückenlos einheilte. Also ist es offenbar nicht so, daß ein Granulat, das in eine Infektion mit einbezogen wird, nicht auch die Situation eines Infektes überleben kann.

Meiss: Wir haben ähnliche Erfahrungen. In 2 Fällen von Fistelung kam es zur Abstoßung von Granulatpartikeln und anschließend zu einer Infektbeherrschung. Möglicherweise kann man diesen Vorgang damit erklären, daß es im Infekt zu einer lokalen pH-Absenkung kommt und daß die Partikel bei einem niedrigeren pH schneller in Lösung gehen bzw. schneller resorbiert werden. Dies hat man ja im Experiment mit hydroxiapatitbeschichteten Endoprothesen ebenso beobachtet. Hier fallen diese Beschichtungen ab, sobald ein Infekt auftritt.

Mittelmeier jr.: Von mehreren Autoren haben wir heute gehört, daß sie ihre Materialien einmal mit und einmal ohne autologe Spongiosa in verschiedene Lagerbedingungen implantieren. Es ist bekannt, daß diese Materialien, die zur Disposition stehen, keine eigenosteogenetische Funktion haben, sondern eher eine stimulative Funktion besitzen. Meine Frage: Wann wird das Ersatzmaterial augmentiert mit autologer Spongiosa und in welchem Falle nicht? Bei einem kleinen Defekt wird eine Augmentation mit autologer Spongiosa sicher nicht erforderlich sein, ab welcher Größe würden Sie augmentieren und arbiträre Grenzen ziehen?

Schlickewei: Ihre Frage greift dem Programm des Nachmittages bereits vor. Am Nachmittag sollen die Indikationsbereiche abgegrenzt werden. Meine Ansicht dazu ist, wenn autologer Knochen zu verwenden ist, dieser auch angewandt werden soll. Das autologe Transplantat soll nicht durch die hier genannten Ersatzmaterialien ersetzt werden. Wo die autologe Transplantation machbar ist, ist sie sicher den Knochenersatzmaterialien überlegen. Aber es gibt Bereiche, in denen man nicht unbedingt autologen Knochen braucht. Bei langstreckigen Defekten am Knochen ist die Transplantation einer autologen Knochenplastik indiziert. In dieser Situation wäre jedes Ersatzmaterial überfordert.

Kuner: Es ist das Wort Makrophage gefallen, und in diesem Zusammenhang interessiert mich die Frage, was geschieht mit den Abfallprodukten der resorbierbaren Substanzen, werden sie umgewandelt, gehen sie in die Makrophagen, ist es vernünftig, auf dem Weg weiter zu arbeiten, daß man resorbierbare Materialien implantiert, oder gibt es Grenzen, die gesteckt werden durch die Kapazität der Makrophagen oder aber der Endlagerung?

Rueger: Es gibt dazu meines Wissens nur eine vernünftige Arbeit, wobei mit strontiummarkierten Keramiken gearbeitet wurde, und dabei konnte gezeigt werden, daß die strontiummarkierte Kalziumphosphatkeramik und die Hydroxiapatitkeramik in keiner Weise integriert wurden, wogegen eine strontiummarkierte Trikalziumkeramik am Ort integriert wurde. Alle anderen Untersuchungen haben sich nach histomorphologischen Mustern ausgerichtet und konnten dann nachweisen, daß v. a. Hydroxiapatit über einen direkten zellulären Anteil abgebaut wurde, aber sauber ist das nur mit der strontiummarkierten Trikalziumphosphatkeramik nachgewiesen worden.

Schenk: Es ist erstaunlich, daß die Makrophagen mit diesen Granulaten nicht fertig werden, sie haben sie in membranumhüllten Paketen eingebaut, wobei saure Enzyme nicht zur Auswirkung kommen. Was weiter geschieht, weiß ich nicht. Beim Pferd wurden Lymphknoten untersucht, und es wurden nie Hystiozyten nachgewiesen. Ob diese Partikel jemals aggressiv werden, wie es bei Knochenzement oder Polyäthylen bei den Totalendoprothesen der Fall ist, wo es zu einer Knochenzerstörung kommt, wissen wir nicht. Vielleicht kann uns ein Pathologe weiterhelfen.

Ochsner: Es gibt meines Wissens eine Arbeit einer holländischen Gruppe, die Trikalziumphosphatkeramiken in die Weichteile eingebracht hat, die nach ca. 2 Jahren minimale Mengen in Lymphknoten nachweisen konnte. Es war dabei keine Knocheneinlagerung, sondern eine Weichteileinlagerung.

Lob: Ich finde diese Frage extrem wichtig und ich bin ganz erstaunt, daß so viele hier sind, die sich mit dem Problem beschäftigen und keiner eine Antwort weiß. Kann diese Frage an die Industrie weitergeleitet werden, die diese Produkte bei der Registrierung vorlegen und nachweisen muß, was mit einem solchen Knochenersatz nach der Implantation geschieht, wo sie hingehört, wie sie abgebaut wird? Hier müssen doch mehr Informationen vorhanden sein, als bisher bekanntgegeben wurden.

Schenk: Was kann aus dem Trikalziumphosphat entstehen, wenn es abgebaut wird? Nichts gefährliches. Die Frage ist, ob es abgebaut wird, und ob die Präsenz von Granulat evtl. diese Hystiozyten mit der Zeit in aggresiveres Fremdkörpergranulom verwandeln können?

Rüttner: Das Fremdkörpergranulom ist abhängig von der Größe des Partikels, und wenn diese Partikel sehr klein sind, dann bleiben sie in den Makrophagen, die eine nur begrenzte Lebenszeit haben, nach der neue Makrophagen diese Partikel umschließen. Zuletzt entsteht eine Narbe, die auch mal verkalken und damit verknöchern kann.

Rueger: Es ist bekannt, daß Trikalziumphosphate chemisch lösbar sind und auch gelöst werden. Die Partikel, die von den Makrophagen in den Fremdkörperriesenzellen aufgenommen werden, werden im Gewebe freigesetzt, weil die Zellen sich überladen, und werden dann abtransportiert. Bei den Untersuchungen mit den strontiummarkierten Trikalziumphosphatkeramiken wurde nachgewiesen, daß ein Teil der Trikalziumphosphate wieder in körpereigenen Kalziumphosphaten auftauchen. Von der Hydroxiapatitkeramik ist von Lemons, USA, nachgewiesen worden, daß sie in Röhrenknochen 6 1/2 Jahre nach Implantation unverändert vorliegt. Was ebenfalls nicht beantwortet ist, ist die Frage, was macht das Material nach dieser Zeit im Knochen? Unsere eigenen Ergebnisse – die längsten beziehen sich auf einen Beobachtungszeitraum von 2 Jahren – haben gezeigt, daß immer wiederkehrende Entzündungen der Keramiken im Knochen und insbesondere in den Weichteilen auftreten, so daß immer wieder Fremdkörperriesenzellen, Makrophagen, histoplasmazelluläre Infiltrationen auftreten. Die Frage ist: Was macht ein derartiger chronischer Infekt über den Verlauf von 6 Jahren im Körper, wie ist die mechanische Belastbarkeit eines solchen Knochens?

Es gibt Ausreißversuche von Keramiken auf Oberflächen von Knochen, aber es ist meines Wissens noch nie ein segmentaler Defekt mit einem Diskus aufgefüllt und das ganze dann nach einer gewissen Zeit mechanisch untersucht worden.

Rehn: Ihnen sind doch sicher noch die Peristoluntersuchungen bekannt, wo man nach sehr später Zeit nach Gabe eines Blutersatzmittels das RES noch blockiert fand. Ist es in diesem Zusammenhang nicht denkbar, daß sich die Implantatpartikel bei einem großen Implantat mit Anschluß an den Blutkreislauf im RES wiederfinden?

Rüttner: Die Frage geht darum, wie gut löslich das Implantat ist. Wenn es gut löslich ist, verschwindet es, wenn es weniger gut löslich ist, bleibt es länger, und schlußendlich kann auch mal ein Teilchen außerhalb des Knochens, z. B. in der Milz, gefunden werden, letztendlich glaube ich, daß es sich hierbei jedoch um unwesentliche Mengen handelt.

Mittelmeier: Diese Kalziumphosphate, die wir implantieren, sind physiologische Stoffe, die in Kilogrammengen in unserem Körper vorliegen. Sie sind löslich, sie sind den natürlichen physiologischen und pathophysiologischen Ab- und Umbauvorgängen unterworfen: Um mit Paracelsus zu reden, ist die Frage, was ist Gift? Alles ist Gift. Die Dosis macht's und wenn wir eine leichtlösliche Substanz haben, werden die Makrophagen überlastet, bei einer langsam löslichen Substanz nicht.

Frage aus dem Auditorium: Warum bezeichnen Sie die Substanz (Bio-Oss) als anorganisch, liegt es daran, daß die Substanz aus bovinem Knochen hergestellt wird?

Spector: Der Ausdruck anorganischer Knochen sagt nur aus, daß keine organische Substanz in diesem Knochen enthalten ist, d. h. es ist allein der anorganische Substanzanteil des bovinen Knochens in Bio-Oss enthalten.

Frage aus dem Auditorium: Weiß man etwas über die Widerstandsfähigkeit von Bio-Oss und allgemein Hydroxiapatiten gegenüber Dauerbelastung und Ermüdungserscheinungen und speziell über die Belastbarkeit der Verbindungsstelle zwischen dem Ersatzmaterial und dem Transplantatlager?

Spector: Dies ist eine sehr wichtige Frage. Letztendlich wissen wir nichts über die biomechanische Widerstandsfähigkeit gegenüber chronischer Belastung, weder von Bio-Oss noch von Hydroxiapatiten noch von Trikalziumphosphaten oder auch anderen Ersatzmaterialien. Dies ist ein kritischer Punkt, dem wir uns vermehrt zuwenden müssen, sowohl für alle Knochenersatzmaterialien, aber auch alle anderen Implantate im Knochen.

Frage aus dem Auditorium: Sie haben die unterschiedlichen Elastizitätsmodule zwischen Knochenersatzmaterial und Knochenlager angesprochen. Erwarten Sie biologische oder mechanische negative Beeinflussungen wie Mikrobewegung?

Spector: Ich persönlich würde nicht den Ausdruck Mikrobewegung benutzen, aber ich denke, daß der umgebende Empfängerknochen einen abnormen Streß erfahren wird und damit unphysiologisches Remodeling. Ich glaube, daß die substituierten Partikel im Transplantatlager wandern könnten; dies ist bei bestimmten zahnmedizinischen Applikationsformen gesehen worden, in denen Partikel, die zur Verstärkung des Lagers oder zum Auffüllen von Defekten eingesetzt wurden, über längere Zeit im Knochen gewandert sind. Deshalb würde ich es nicht Mikrobewegung nennen, aber ich denke, daß es das Remodeling des überlebenden Knochens doch beeinflussen könnte.

Frage aus dem Auditorium: Ich befürchte, daß wir bei der Implantation eine Biodegradierung zu erwarten haben, d.h. man wird Osteoklasten in der Umgebungsoberfläche des Transplantates finden. Was passiert in einer Belastungssituation: Hat man Streßkonzentrationen, so daß das Hydroxiapatit mit der Zeit zerfallen könnte?

Spector: In meinem Vortrag wollte ich die Diskussion nicht auf die Oberflächenbeschaffenheit des Hydroxiapatitimplantates ausdehnen, obwohl Sie hiermit eine wichtige Frage anschneiden. Ich denke, daß Flächen mit hoher Belastung schneller degradiert werden als Flächen, die weniger stark belastet werden. Dies betrifft v.a. die Verbindung von Metallimplantaten in direktem Kontakt zum Hydroxiapatit. Über die Art und Weise, wie das Hydroxiapatit abgebaut wird, liegen keine sicheren Informationen vor. Ob dies durch Osteoklasten oder andere Zellen geschieht, ist noch nicht klar.

Allogene Knochentransplantation

Frage aus dem Auditorium: Können Sie etwas sagen zur Infektionsrate bei Knochentransplantationen mit Gefäßanschluß gegenüber großen allogenen Transplantaten ohne Gefäßanschluß? Wie hoch ist die Infektionsrate?

Aebi: Allotransplantate mit Gefäßanschluß gibt es in der Klinik nicht, es sind nur wenige Fälle experimentell beschrieben worden. Im experimentellen Bereich ist die Infektionsrate nicht höher bei Transplantationen mit Gefäßanschluß als ohne Gefäßanschluß. Bei gefäßgestielten Transplantaten muß eine Immunsuppression erfolgen, da ansonsten eine enorme immunogene Reaktion abläuft, die zur Zerstörung des Transplantates führt. In diesem Zusammenhang möchte ich auf die immunologische Reaktion des Transplantates zurückkommen, die Herr Lob erwähnt hat: Ein allogenes Transplantat, das nicht vaskularisiert ist, hat keine immunologische Reaktion, zumindest keine im Organismus meßbare. Die Frage ist, ob es nicht eine lokale immunologische Reaktion hervorruft, die jedoch für uns sehr schwer meßbar ist. Der Einbau des Transplantates ist letztlich nur von mechanischen Bedingungen abhängig; d.h. in einem stabilen Lager wächst das Transplantat am Interface zwischen Spendermaterial und Empfängerlager immer ein. Beim Einwachsen von Gefäßen in das Transplantat kommt es in Abhängigkeit von der Geschwindigkeit dieses Einsprossungsvorganges zu immunologischen Reaktionen und zur Zerstörung des Transplantates; die gegenseitige Beeinflussung von Gefäßanschluß und Stabilität ist daher groß. Was die Infektionsrate angeht, weiß man aus klinischen Studien, daß diese bei den nicht vaskularisierten Transplantaten bei 20 % lag. Diese hohen Zahlen sind mittlerweile deutlich gesenkt worden.

Kuner: Herr Lob, Sie haben erwähnt und intensiv darauf hingewiesen, daß Aids ein großes Problem bei der allogenen Knochentransplantation darstellt. Sie sind ja auch verpflichtet, die Patienten über dieses Risiko der Aids-Infektion aufzuklären. Haben Sie schon Patienten gehabt, die eine allogene Knochentransplantation aus diesem Grund abgelehnt haben, und zweitens, was halten Sie vom *autoklavierten Knochen*, den Robert Schneider schon seit vielen Jahren verwendet und über dessen Verwendung Wagner vor etwa einem Jahr im *Orthopäden* publiziert hat?

Lob: Die Aufklärung der Patienten über die möglichen Risiken ist extrem wichtig. Es ist absolut notwendig, daß die Patienten auch schriftlich bestätigen, daß sie über die Risiken der allogenen Knochentransplantation aufgeklärt wurden. Bisher hat jedoch noch kein Patient die allogene Transplantation nach ausführlicher Aufklärung abgelehnt.
Zur 2. Frage: Wir haben keine Erfahrungen mit dem autoklavierten Allotransplantat aus folgendem Grund: Nach der Autoklavierung gehen sämtliche Faktoren verloren, die im allogenen, tiefgefrorenen Knochen noch enthalten sind und möglicherweise eine Osteostimulation hervorrufen könnten. In diesem Fall sehe ich keine Vorteile gegenüber industriell hergestelltem anorganischen Material. Ich weiß nicht, ob der autoklavierte Knochen irgendeinen Vorteil hat. Selbstverständlich hängt die immunologische Reaktion direkt von der Vaskularisation ab, und im Falle eines gefäßgestielten Transplantats ist eine sofortige, heftige Abstoßungsreaktion zu erwarten, jedoch kann man nicht davon ausgehen, daß diese lokale Reaktion dadurch vollständig vermieden werden kann, daß man das Transplantat nichtvaskularisiert einbringt. Ich verweise nur auf die Knochenmarktransplantation, die ohne Vaskularisation eine heftige Reaktion von immunkompetenten Zellen im Transplantatlager hervorruft. Auch beim nichtvaskularisierten Transplantat ist, wenn auch in geringerer Form, eine immunologische Antwort zu erwarten.

Osteoinduktive Substanzen

Schenk: Was ist der Unterschied zwischen Gelatine, Osteogenin und BMP („bone morphogenic protein")?

Rueger: Einen Unterschied zwischen Gelatine und Osteogenin gibt es nach meiner Vorstellung nicht. Osteogenin soll nach Reddi die Summe aller osteoinduktiven Proteine bezeichnen. Der Unterschied zwischen BMP und Gelatine ist gewaltig, die präparatorische Gewinnung von BMP aus der Gelatine erfolgt in etwa 10 Einzelschritten, nach deren Durchführung das reine Protein BMP steht. Angeblich ist ein BMP, wie es Anfang des Jahres in Davos vorgestellt wurde, gentechnisch jetzt herstellbar.

Mittelmeier: Ich bin nicht sehr glücklich darüber, daß man für die gesamten Proteinextrakte, die nicht kollagener Natur sind, den Ausdruck Knochengelatine gewählt hat. Dieser Ausdruck ist uns seit langer Zeit aus industrieller Produktion für die Lebensmittelindustrie bekannt. Im Gegensatz dazu ist die vorliegende Gelatine aus Proteinen hergestellt und stellt ein fraktioniertes Protein dar, wobei die Tripelhelix ganz irregulär aufgebrochen ist.

Rueger: Urist hat dies „insoluble-bone-gelatine" genannt, d. h. daß das Knochenkollagen denaturiert ist. Diese Gelatine ist natürlich nicht der aktive Bestandteil, sondern dies sind andere osteoinduktive Faktoren, die in nicht denaturierter Form vorliegen.

Teil III

Erfahrungen mit Bio-Oss, einem bovinen Apatit, bei verschiedenen klinischen Indikationsbereichen

H. Bereiter, G. A. Melcher, E. Gautier und A. H. Huggler

Orthopädisch-traumatologische Abteilung des Rätischen Kantons- und Regionalspitals, CH-7000 Chur

Orthopädie und Unfallchirurgie bedienen sich der Knochentransplantation in verschiedenster Form, um angeborene oder erworbene Substanzdefekte im Bereich des Skelettes zu beheben. Obwohl *autologe* Spongiosa die besten biologischen Voraussetzungen zur Defektfüllung bietet, bestehen bei diesem Vorgehen gewisse Nachteile. So ist einerseits die Verfügbarkeit der autologen Spongiosalager beschränkt, andererseits sind zusätzliche Eingriffe am Patienten notwendig, die die Operationszeit verlängern und sekundäre Beschwerden verursachen können.

Die Verwendung von *homologen* Knochen aus der Knochenbank ist u. a. wegen immunologischer Probleme und Infektionen heute in Frage gestellt, so daß die schon lange dauernde Suche nach einem geeigneten *heterologen* Knochenersatzmaterial insbesondere durch die HIV-Problematik neuen Auftrieb erhielt.

Unabhängig von Verwendungszweck und Implantationsort muß man von einem idealen Knochenersatzmaterial folgende Eigenschaften fordern:

1. biokompatibel, bioinert,
2. biodegradierbar,
3. keine Stoffwechselbelastung,
4. stabile Verbindung mit dem Wirtsknochen,
5. leichte Bearbeitbarkeit, genügende Festigkeit und Elastizität,
6. preisgünstige Herstellung.

Seit über 20 Jahren werden in der Klinik die Kalziumphosphatkeramiken als nichtmetallische anorganische Knochenersatzmaterialien angewendet, wobei halbsynthetische [4, 8–10, 15] von vollsynthetischen (Hydroxiapatit, Trikalziumphosphat u. a.) [6] unterschieden werden. Halbsynthetische Kalziumphosphatkeramiken werden aus einem biologischen Rohmaterial wie Korallen u. a. hergestellt, synthetische benützen Kalziumorthophosphat als Rohstoff [14]. Durch Variation der Produktionsbedingungen können theoretisch

Kalziumphosphatkeramiken von gewünschter Porosität hergestellt und so mit mechanisch und biologisch optimalen Eigenschaften versehen werden [5, 10, 11, 13, 17].

Obschon heute die synthetischen Kalziumphosphatkeramiken als Knochensubstitutionsmaterialien eine weite Verbreitung gefunden haben, muß festgehalten werden, daß einerseits ihr kristalliner Aufbau von dem des natürlichen Knochens stark abweicht und andererseits die hohe Steifigkeit der Implantate zu einer Veränderung der Spannungsverhältnisse im umgebenden Knochen führen kann [1].

Die Problematik der klinischen Anwendung der Kalziumphosphatkeramiken liegt nicht in ihrer uneingeschränkten Verfügbarkeit, sondern in spezifischen Abweichungen bezüglich Form und Aufbau im biologisch-strukturellen Sinne, die durch die Herstellung bedingt sind.

Zahlreiche Untersuchungen in den letzten Jahrzehnten haben bestätigt, daß auch anorganische, besonders bovine Apatite günstige Knochensubstitutionsmaterialien darstellen. Bei diesen bovinen Apatiten ist die Ähnlichkeit der Struktur zu biogenem Knochenmineral sehr hoch. Ungünstige klinische Resultate mit derartigen Materialien können auf inkomplette Extraktion der organischen Bestandteile oder ungünstige Anwendung der Implantate in stark beanspruchten Stellen des Skelettes zurückgeführt werden [7].

Grundlagen

Die Osteogenese, d. h. die Knochenproduktion durch den Graft oder die Wirtzellen ist wesentlich von der Vaskularisation abhängig. Dies gilt auch für die Osteoinduktion, bei der sich mesenchymale Wirtzellen unter Einfluß von Transplantatsubstanzen, wie z. B. „bone morphogenetic protein", auch bei heterotoper Implantation zu Osteoblasten differenzieren. Im Vordergrund steht aber heute immer noch die Osteokonduktion, bei der ein Knochenwachstumsprozeß von Osteoprogenitorzellen, Kapillaren und perivaskulärem Gewebe in ein durch das Transplantat vorgegebenes Gerüst erfolgt. Neben chemischen spielen auch mechanische Reize eine wesentliche Rolle und können zu Resorptions- oder Stimulationsvorgängen führen [2, 18, 19].

Bei einem größeren Defekt rechtfertigt sich eher die Verwendung von autologer Spongiosa, während bei einem kleinen gut vaskularisierten allogene Implantate im Vordergrund stehen, da diese dabei auch relativ schnell integriert werden können [1, 18].

Die biologische Qualität des Implantatlagers hat einen wesentlichen Einfluß auf die Inkorporation des Implantates. Der metaphysär-epiphysäre Bereich ist relativ ersatzstark, weil hier eine gut vaskularisierte reaktionsbereite Spongiosa vorhanden ist. Im Gegensatz dazu stellt ein segmentaler Diaphysendefekt ein ersatzschwaches Implantatlager dar. In diesen Fällen ist eine Kompressionsosteosynthese zwischen Implantat und Knochen anzustreben, da die Gefahr einer verzögerten Einheilung oder einer Pseudarthrose besteht [1, 17]. Im ersatzstarken Lager spielen die mechanischen Eigenschaften des Knochensubstitutes eher eine untergeordnete Rolle.

Eine teilweise oder vollständige Substitution des Implantates ist erstrebenswert. Dabei ist entscheidend, daß beim knöchernen Ersatz des Implantates die mechanische Belastbarkeit der Implantatzone durch die Implantatresorption nicht allzu sehr vermindert wird.

Material und Methode

Seit 1985 haben wir auf der orthopädisch-traumatologischen Abteilung das bovine Apatit Bio-Oss als Knochenersatzmaterial in ausgewählten Indikationen verwendet. Da es sich um ein in Europa neues Produkt handelte, kam dieses Knochensubstitut in einer Pilotstudie mit der Fragestellung nach Biokompatibilität, Verwendbarkeit und spezifischen Indikationen zur Anwendung. Aus diesem Grunde wurden die Patienten derart ausgewählt, daß einerseits in einigen Fällen histologische Untersuchungen und andererseits gute röntgenologische Verlaufskontrollen möglich waren.

Bio-Oss, ein bovines Apatit

Bio-Oss ist der anorganische Teil des Knochens, der in weitestgehend unveränderter und reiner Form isoliert wird. Zur Herstellung von Bio-Oss werden schlachtfrische Rinderknochen einer Reihe schonender und dennoch wirksamer Behandlungen, v. a. Extraktionen, unterworfen.

Bio-Oss besteht aus feinem kristallinem Hydroxiapatit, wie sich sowohl chemisch-analytisch als auch röntgendiffraktographisch nachweisen läßt. Unter dem Elektronenmikroskop werden blättchenförmige Kristallite mit einer Dicke von höchstens 100 Å mit Längen und Breiten von weniger als 100 Å beobachtet. Diese Kristallitgröße wird durch die Auswertung der Breite der Röntgeninterferenzen in den Diffraktogrammen nach Laue-Scherrer bestätigt. Offensichtlich weisen alle Resultate auf eine große Ähnlichkeit der Struktur von Bio-Oss mit derjenigen des biogenen Knochenminerals hin.

Bio-Oss ist weitgehend frei von organischem Material, v. a. von Proteinen. Der nach Lowry bestimmte Proteingehalt liegt unterhalb der Nachweisgrenze (135 ppm) der Methode. Hydroxylprolin, die für Bindegewebe typische Aminosäure, läßt sich ebenfalls nicht mehr nachweisen (Grenzwert 22 ppm). Wie aufgrund dieser Resultate zu erwarten ist, wird Bio-Oss vom Organismus außerordentlich gut akzeptiert, und es wurden bisher nie Abstoßungsreaktionen oder Entzündungserscheinungen beobachtet [6].

Verschiedene amerikanische Gruppen, die dieses natürliche Knochenmaterial bereits klinisch und in Tierversuchen verwendet haben, haben Erfahrungen mit Bio-Oss. Insbesondere Boyne hat im Bereiche der Maxillofazialchirurgie sowohl klinisch wie auch tierexperimentell an Affen gute Resultate beim Wiederaufbau des Kiefers erzielt [3].

Die Frage nach der ossären Integration wurde u. a. auch von Kita u. Spector untersucht [2]. Tierexperimentell implantierten diese Autoren Partikel von Bio-Oss in der Größe von 0,5–1 mm Durchmesser in entsprechende Löcher am medialen Femurkondylus bei 30 Kaninchen. Auf der kontralateralen Seite wurde bei diesen Tieren ein synthetisches Hydroxiapatit (Calcitit) auf gleiche Art und Weise eingebracht. Die Tiere wurden nach 10, 20 und 40 Tagen getötet und die Knochen entsprechend histologisch untersucht.

Der nicht entkalkte Knochen wurde dabei histomorphometrisch beurteilt. Dabei ging es um den prozentualen Anteil der Partikeloberfläche, welche mit neuem Knochen umgeben war, und die Bestimmung des in den Zwischenräumen gleichzeitig neugebildeten Knochens.

Zehn Tage nach Implantation ergab die Histologie das Einsprießen von Kapillaren sowie perivaskulären mesenchymalen Zellen.

Nach 20–40 Tagen war die Zahl der Bio-Oss-Partikel, die mit neuem Knochen umgeben waren, wesentlich angewachsen.

Nach 40 Tagen war der Prozentsatz der Bio-Oss-Partikel, die mit neuem Knochen bedeckt waren, höher als auf der mit synthetischem Hydroxiapatit versehenen kontralateralen Kontrollseite. Die Knochenneubildung zwischen den beiden Seiten war vergleichbar. Entzündliche Reaktionen des die Bio-Oss-Partikel umgebenden Gewebes konnten ebensowenig wie auf der kontralateralen Seite (Histiozyten, Riesenzellen etc.) nachgewiesen werden. Insbesondere wurde auf die Anwesenheit von Osteoklasten hingewiesen, die mit Knochenan- und Umbauvorgängen in direkter Relation stehen.

Indikationen

In der Traumatologie wie in der orthopädischen Chirurgie bestehen zahlreiche Indikationen zur Verwendung von Knochensubstitutionsmaterialien. In unserer Pilotstudie haben wir Bio-Oss bei 32 Patienten als Knochensubstitut angewendet. Eine systematische Auswahl erfolgte dabei nicht, die Anwendung richtete sich nach der oben erwähnten Fragestellung der Pilotstudie. Alle zur Verfügung stehenden Bio-Oss-Typen kamen dabei zur klinischen Anwendung (Tabellen 1 und 2).

Tabelle 1. Verwendung von Bio-Oss seit 1985 (n = 32)

Gelenknahe Frakturen	7
Wirbelfrakturen	9
Totalprothesenwechsel	5
Beckenkammauffüllung	4
Arthrodese unteres Sprunggelenk	3
Knochenzysten	2
Verlängerungsosteotomie Femur	1
Dorsale Spondylodese	1

Tabelle 2. Verwendeter Bio-Oss-Typ

Spongiosablöcke	12
Kortikalisblöcke	1
Spongiosagranulat	4
Kortikalisgranulat	15

Resultate

Bei den 32 von uns operierten Patienten kam es in 2 Fällen zu einer Infektion. Bei einem Fall trat die Infektion im Sinne eines Spätinfektes erst 1 Jahr nach Operation auf. Es handelte sich dabei um eine Auffüllung eines Beckenkammdefektes mit Bio-Oss nach Spanentnahme. Beim 2. Patienten handelte es sich um eine Kalkaneuszyste, die nach einem Hämatom zu einer Fistelbildung führte, die sich nach anfänglich negativen Abstrichen superinfizierte. Bei beiden Fällen kam durch ein lokales Débridement die Infektion zur Ausheilung. In den übrigen 30 Fällen ist es zu keinen objektivierbaren klinischen und laborchemischen Reaktionen im Sinne von Entzündungen oder Unverträglichkeiten gekommen.

Röntgenuntersuchungen

In allen röntgenologisch nachuntersuchten Fällen wurde Bio-Oss reizlos in den Knochen integriert, röntgenologisch ist in einzelnen Fällen auch eine Umstrukturierung des bovinen Apatites sichtbar (Abb. 1-3).

Histologien

In unserer Pilotstudie war es möglich, bei 7 Patienten Material zur histologischen Untersuchung zu verwerten (Tabelle 3). In allen Fällen konnte dabei eine sehr gute Integration der Bio-Oss-Partikel in den umgebenden Wirtknochen beobachtet werden, wobei ein direkter Kontakt mit dem Wirtknochen zustande gekommen ist. Bio-Oss funktioniert im Sinne einer Leitstruktur für den neugebildeten Knochen und wirkt demzufolge vorwiegend osteokonduktiv (Abb. 4). An einzelnen Stellen können aber auch Osteoklasten an den Bio-Oss-Partikeln beobachtet werden, die als Anzeichen für Abbauvorgänge von Bio-Oss gewertet werden können.

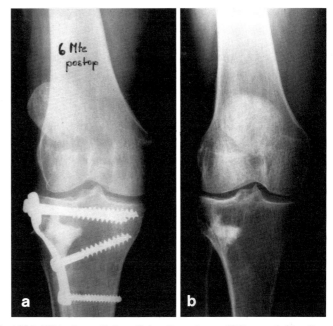

Abb. 1a, b. B.A., weiblich, geb. 1934. Tibiaplateaufraktur links, Spongiosaauffüllung mit Kortikalisgranulat. **a** 6 Monate postoperativ, **b** 3 Jahre postoperativ

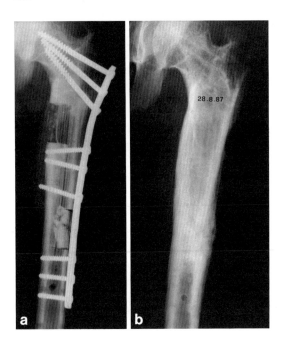

Abb. 2a, b. A. R., männlich, geb. 1971. Verlängerungsosteotomie links, Bio-Oss-Kortikalisblöcke distal unter der Platte. **a** 1 Monat postoperativ, **b** 2 Jahre postoperativ

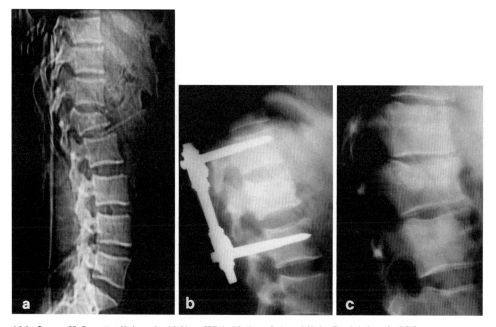

Abb. 3a–c. H. J., männlich, geb. 1961. **a** Wirbelfraktur L 1, seitliche Projektion. **b** 6 Monate postoperativ, Spongiosadefekt von L 1 transpedikulär mit Bio-Oss-Spongiosagranulat aufgefüllt. Reposition und Stabilisation mit Fixateur interne. **c** 6 Monate nach Metallentfernung: keine zusätzliche Keildeformation nach Belastung ohne Fixateur interne außer Bandscheibenraumverschmälerung

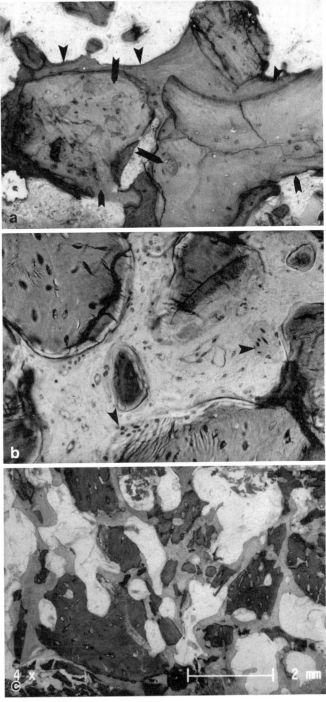

Abb. 4. a, b B. A., weiblich, geb. 1934. Histologie im Rahmen der Metallentfernung 12 Monate postoperativ bei Tibiaplateaufraktur. Inkorporation von Bio-Oss-Kortikalisgranulat. Neu gebildeter Knochen , Bio-Oss ⇒. **c** S. H., männlich, geb. 1947. Histologie im Rahmen der Metallentfernung 39 Monate postoperativ bei Subtalararthrodese. Inkorporation von Spongiosagranulat *(dunkel)* in neuen Knochen *(hellgrau)*

Tabelle 3. Histologien (n = 7)

3 Arthrodesen unteres Sprunggelenk	6–9–39 Monate postoperativ
3 Tibiaplateaufrakturen	8–12–22 Monate postoperativ
1 Verlängerungsosteotomie	21 Monate postoperativ

Diskussion

Die in unserer Pilotstudie nachweisbaren röntgenologischen und histologischen Resultate zeigen, daß das bovine Apatit Bio-Oss in den verwendeten Indikationen eine gute osteokonduktive Wirkung hat. Die vereinzelt an der Bio-Oss-Oberfläche beobachteten Osteoklasten weisen auf eine gewisse wünschenswerte Biodegradation hin. Dieser Vorgang scheint aber quantitativ in geringem Ausmaß und zeitlich nur sehr langsam stattzufinden, so daß durch die Implantatresorption die mechanischen Eigenschaften im Bereich der Implantatzone nicht wesentlich verändert werden. Histologisch wird Bio-Oss derart reizlos in das sich neu bildende Knochengerüst integriert, daß uns eine vollständige Resorption dieses Knochenersatzmaterials nicht notwendig zu sein scheint.

In Anbetracht der großen Substanzdefekte beim Wechsel von Hüfttotalendoprothesen haben wir Bio-Oss auch hier klinisch eingesetzt. Da uns die alleinige Verwendung von Bio-Oss in bezug auf die Integration als zu unsicher erschien, wurde hier stets eine Beimengung mit autologer Spongiosa vorgenommen. Aufgrund der Verläufe der 5 in diesem Sinne angegangenen Hüften kann bis jetzt kein Nachteil im Vergleich zu Knochenbankmaterial festgestellt werden.

Die Anwendung von Bio-Oss im Bereich der Hüfttotalendoprothesenwechsel erachten wir als indiziert, jedoch sind die diesbezüglichen Erfahrungen zeitlich zu kurz bemessen, als daß man dieses Vorgehen generell empfehlen könnte.

Ein interessantes Modell stellt die Anwendung des bovinen Apatites bei der operativen Behandlung von Wirbelfrakturen dar. Der nach offener Reposition des Wirbels verbliebene Spongiosadefekt wurde in diesen Fällen transpedikulär mit Bio-Oss aufgefüllt. Reposition und Stabilisation erfolgten mittels Fixateur interne. Auf eine zusätzliche dorsale Spondylodese wurde in allen Fällen verzichtet. Der Fixateur interne wurde zwischen 9 und 12 Monaten nach Operation entfernt. Hier konnten wir feststellen, daß auch 6 Monate nach Entfernung des Osteosynthesematerials kein Verlust der primär erzielten Reposition des betroffenen Wirbels festzustellen war. Die zu beobachtende Bandscheibenraumverschmälerung ist auf eine Mitverletzung des Diskus zurückzuführen. Die klinischen und radiologischen Verläufe lassen auch in diesem Anwendungsgebiet auf eine mechanisch belastbare Inkorporation schließen, womit das primär gesteckte Ziel erreicht wurde (s. Abb. 4a–c).

In unserem klinischen Anwendungsgebiet wurde kein ersatzschwaches Knochenlager und kein großer Diaphysendefekt berücksichtigt. Derartige Bedingungen beinhalten unseres Erachtens eine völlig andere Problematik, die auch auf einer anderen Basis gelöst werden müssen, zum Beispiel mit Hilfe der Distraktionsosteogenese nach Ilizarov.

Durch die Verwendung von Bio-Oss als Knochenersatzmaterial konnte in allen Fällen die Operationszeit durch nicht notwendige zusätzliche Eigenspongiosaentnahme verkürzt werden, die entsprechenden Komplikationen am Spenderort wurden ebenfalls umgangen, was sich hauptsächlich bei der Anwendung an der Wirbelsäule nachweisen ließ (Schmerzen, Hämatome im Bereiche der Spina iliaca posterior).

Zusammenfassung

Bio-Oss ist ein bovines Apatit und kommt in verschiedener Form und Größe als Granulat oder in Blöcken zur Anwendung, wobei sowohl Kortikalis wie Spongiosa zur Verfügung stehen. Es handelt sich dabei um den anorganischen Teil von Knochen, der in praktisch unveränderter und reiner Form vorwiegend durch Extraktionen aus frischem Rinderknochen isoliert wird. Die Ähnlichkeit zum menschlichen Apatit ist sehr hoch.

Im Rahmen einer Pilotstudie haben wir seit 1985 das bovine Apatit Bio-Oss als Knochenersatzmaterial bei 32 Patienten mit der Frage nach Biokompatibilität, Verwendbarkeit und spezifische Indikationen verwendet. Aufgrund entsprechender Auswahl der Indikationen waren gute röntgenologische Untersuchungen möglich. Bei 2 Patienten kam es zu postoperativen Komplikationen im Sinne von Infektionen, die nach lokalem Débridement problemlos abheilten. Im weiteren sind keine Unverträglichkeitsreaktionen weder klinisch noch laborchemisch beobachtet worden.

Die röntgenologischen Nachkontrollen zeigen alle eine reizlose Integration von Bio-Oss im Knochen. Histologisch ist zur Hauptsache eine osteokonduktive Wirkung zu beobachten, wobei das bovine Apatit vollständig mit direktem Kontakt in neugebildetem Knochen eingebaut ist und nur geringgradig Resorptionsvorgänge aufweist.

Gemäß der Pilotstudie zeigt das bovine Apatit Bio-Oss eine sehr gute Verträglichkeit. Seine Leistung liegt vorwiegend in der Osteokonduktion, die Anwendung vorwiegend in Substanzdefekten im spongiösen Bereich des Knochens in Kombination mit stabiler Osteosynthese.

Schlußfolgerung

Aufgrund unserer Erfahrungen über die 5 Jahre in unserer Feldstudie können wir für Bio-Oss als bovines Apatit eine gute Verträglichkeit ohne zelluläre Abstoßreaktionen in den histologischen Untersuchungen bestätigen. Das Material zeigt eine gute Biokompatibilität. Weiter besteht eine gute osteokonduktive Wirkung, histologisch wird dies durch die reizlose Inkorporation des Implantates mit direktem Knochenkontakt bestätigt. Bio-Oss kann als guter Spacer mit langsamer Substitution und Resorption gelten.

Bovines Apatit halten wir für eine gute Augmentation einer autologen Spongiosaplastik. Als Anwendungsgebiet kommen vorwiegend Frakturen im spongiösen Bereich in Kombination mit stabiler Osteosynthese sowie benigne Knochenzysten in Frage. Die übrigen Indikationsgebiete bedürfen noch weiterer klinischer Abklärung.

Literatur

1. Aebi M, Regazzoni P (eds) (1989) Bone Transplantation. Springer, Berlin Heidelberg New York Tokyo
2. Bereiter H, Huggler AH, Kita K, Spector M (1989) Histological response to natural bone mineral and synthetic hydroxyapatite. In: Aebi M, Regazzoni P (eds) Bone Transplantation. Springer, Berlin Heidelberg New York Tokyo, pp 209–210

3. Boyne P (1990) Comparison of Bio-Oss and other implant materials in the maintenance of the alveolar ridge of the mandible in man. International Symposium on Modern Trends in Bone Substitutes, 11. Mai 1990, Luzern
4. Bucholz RW (1987) Clinical experience with bone graft substitutes. J Orthop Trauma 1/3: 260–262
5. De Groot K (1983) Ceramics of calciumphosphate: preparation and properties. In: De Groot (ed) Bioceramics of calciumphosphate. CRC-Press, Florida
6. Denissen HW, De Groot K, Makkes PC, Van den Hoof A, Klopper PJ (1980) Tissue response to dense apatite implants in rats. J Biomed Mater Res 14: 713–721
7. Geistlich P, Lüssi H (1989) Persönliche Mitteilung
8. Gillemin G, Patat JL, Fournie J, Chetail M (1987) The use of coral as a bone graft substitute. J Biomed Mater Res 21: 557–567
9. Holmes RE, Bucholz RW, Mooney V (1987) Porous hydroxyapatite as a bone graft substitute in diaphyseal defects – A histometric study.
10. Jarcho M (1981) Calciumphosphate ceramics as hard tissue prosthetics. Clin Orthop 157: 259–278
11. Klein CPAT, De Groot K, Driessen AA, Van der Lubbe HBM (1985) Interaction of biodegradabel beta-whitlockite ceramics with bone tissue – An in vivo study. Biomaterials 6: 189–192
12. Klein CPAT, Patka P, Wolke JGC, De Groot K (1989) The effect of plasma sprayed calciumphosphate coatings on the bounding with bony tissues. 8th European Conference on Biomaterials, Heidelberg, 7.–9.9.89
13. Klein CPAT, Van der Luppe HBM, Driessen AA, De Groot K (1983) Biodegradation behaviour of various calciumphosphat materials in subcutaneous tissue. Ceram Surg 183: 105–115
14. Müller W (1987) Ceros 80/82, eine Einführung. Referat am Ceros-Symposium, Bettlach, Juli 1987
15. Shimazaki K, Mooney V (1985) Comparative study of porous hydroxyapatite and tricalciumphosphate as bone substitutes. J Orthop Res 3: 301–310
16. Sieber HR, Wagner K, Rüber JM (1986) Biologische Wertigkeit verschiedener Knochenersatzmittel in der Behandlung von Knochendefekten. Unfallchirurg 12/2: 98–100
17. Timmermans CJ (1985/86) Behandlung von Knochendefekten und Defektpseudarthrosen mit Trikalziumphosphatkeramik. Chir Prax 35: 251–262
18. Urist MR (ed) (1980) Fundamental and clinical bone physiology. Lippincott, Philadelphia
19. Urist MR, Delange RJ, Finerman GA (1983) Bone cell differentiation and growth factor. Science 220: 680

Erste klinische Erfahrungen mit Bio-Oss

W. Schlickewei und E.H. Kuner

Abteilung Unfallchirurgie (Ärztl. Dir.: Prof. Dr. E.H. Kuner) der Chirurgischen Universitätsklinik, Hugstetter Str. 55, W-7800 Freiburg i. Br., Bundesrepublik Deutschland

Die in der Praxis kaum durchführbaren Bestimmungen zur Führung einer Knochenbank [1] erfordern dringend Alternativen zur Knochendefektüberbrückung. Vor allem die Gefahr der Übertragung von Virusinfektionen (Aids, Hepatitis) auf der einen Seite und die Notwendigkeit der Spenderkontrollen auch 3 Monate nach Spende drängen dazu, andere Lösungen zu finden (Tabelle 1). Im klinischen Alltag ist die Indikation zur Knochendefektauffüllung und zur Spongiosaplastik ein Alltagsproblem. Bei etwa 10% der rekonstruktiven Eingriffe der letzten Jahre wurde in unserer Klinik (Abb. 1) eine autologe oder homologe Spongiosaübertragung durchgeführt. Dies zeigt den hohen Stellenwert für den klinischen Alltag.

Tabelle 1. Probleme der homologen Spongiosaplastik

Hepatitisübertragungsgefahr
HIV-Übertragungsgefahr
Rh-Inkompatibilität
  (Frauen im gebärfähigen Alter)
Laboruntersuchungen beim Spender
Einverständniserklärung beim Spender
  (HIV-Test!) und Empfänger
Kostenfaktor

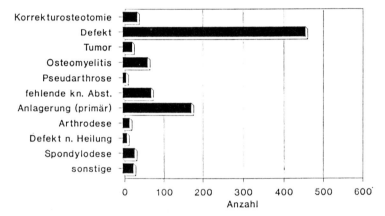

Abb. 1. Knochentransplantationen. Indikationen (n = 1012). Unfallchirurgie Univ. Freiburg 1983–1987

Aufgrund der vorliegenden eigenen experimentellen Resultate [2] wurde ein bovines Apatit (Bio-Oss, Hersteller Fa. Geistlich, Wolhusen/Schweiz) in ausgewählten Fällen in der Klinik eingesetzt. Insgesamt wurde das Material bisher in 14 Fällen implantiert. Die derzeit noch geringe Anzahl der Fälle erklärt sich durch die Tatsache, daß die experimentellen Untersuchungen erst bis zu einem Punkt geführt werden sollten, an dem eine breitere klinische Anwendung aus unserer Sicht gerechtfertigt war.

Eine wesentliche Voraussetzung zur Implantation des bovinen Apatits ist dann gegeben, wenn eine autologe Spongiosaplastik, die nach wie vor jeder anderen Methode überlegen ist, nicht indiziert bzw. nicht möglich oder sinnvoll ist (Polytrauma, weiterer Bedarf an autologer Spongiosa, eingeschränkte Spongiosareserven). Weiter sollte die Substanz nur im ersatzstarken Lager angewandt werden, im ersatzschwachen Lager ist nach unserer Erfahrung ausschließlich autologe Spongiosa zur Defektüberbrückung geeignet. Eine Anwendung im Infekt halten wir für noch nicht gerechtfertigt, ggf. kann sich eine Indikation als Carrier für Antibiotika abzeichnen. Am günstigsten scheint uns die Anwendung im spongiösen metaphysären Bereich, z. B. an distalem Femur, Tibiakopf, Kalkaneus, Schenkelhals oder Oberarmkopf, zu sein (Tabelle 2).

Tabelle 2. Voraussetzungen der klinischen Anwendung von Bio-Oss

---

Autologe Spongiosaplastik nicht indiziert oder nicht möglich
Ersatzstarkes Lager
Spongiöser Bereich:
   z. B. distaler Femur, Tibiakopf, Kalkaneus, Schenkelhals, Oberarmkopf

---

Indikationsbeispiele sind die Defektauffüllung im spongiösen Bereich, z. B. als Unterfütterung bei Tibiakopffrakturen in Ergänzung der subchondralen autologen Spongiosaplastik, als Defektauffüllung bei der Metallentfernung einer dynamischen Hüftschraube oder auch zur Unterfütterung bei Impressionsfrakturen am Kalkaneus oder Oberarmkopf (Tabelle 3). Hier kann die hohe osteokonduktive Leistung der Substanz voll zum Tragen kommen. Dies bestätigen auch unsere ersten klinischen Erfahrungen (Tabelle 4). Die Anwendung wurde bisher v. a. bei Frakturen, aber auch in 2 Fällen mit Verlängerungsosteotomien gesehen. Am Beispiel eins 40jährigen Bauarbeiters mit einer lateralen Tibiakopfimpressionsfraktur (Abb. 2) kann das Vorgehen am Tibiakopf gezeigt werden. Nach

Tabelle 3. Klinische Anwendung von Bio-Oss

Defektauffüllung im spongiösen Bereich
Unterfütterung bei Tibiakopffrakturen
   in Ergänzung der autologen Spongiosaplastik
Defektauffüllung, z. B. bei Metallentferung
   einer dynamischen Hüftschraube
Unterfütterung bei Kalkaneusfrakturen
Unterfütterung bei Oberarmkopffrakturen

Tabelle 4. Klinische Anwendung von Bio-Oss. Patientenübersicht der Unfallchirurgischen Universitätsklinik Freiburg

Lokalisation/Indikation	
Tibiakopf	5
Kalkaneus	2
Schenkelhals	2
Oberschenkel	3
Unterschenkel	1
Oberarmkopf	1
Fraktur	8
Verlängerungsosteotomie	2
Osteoidosteom	1
Defekt nach Metallentfernung einer dynamischen Hüftschraube	1

Aufrichten des Plateaus und Unterfütterung mit vom Beckenkamm entnommener autologer Spongiosa wird der große Restdefekt bei dieser im Durchmesser 3 × 3 cm großen Höhle mit einem Bio-Oss-Spongiosablockwürfel unterfüttert (Abb. 3). Die Röntgenkontrollen (Abb. 4) zeigen, daß eine gute Defektauffüllung erreicht werden kann.

Bei einem 25jährigen Skifahrer mit einer distalen Unterschenkelfraktur am Übergang vom mittleren zum distalen Drittel (Abb. 5) zeigte sich intraoperativ überraschenderweise auf der Lateralseite eine Stauchungstrümmerzone, so daß hier ebenfalls Bio-Oss, in diesem Fall Spongiosapartikel (Abb. 6), angelagert wurden. Die Kontrollen nach 4 Monaten zei-

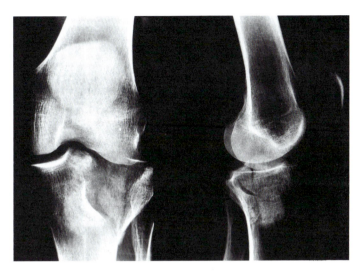

Abb. 2. Unfallbild Patient F.G. Laterale Tibiakopfimpressionsfraktur

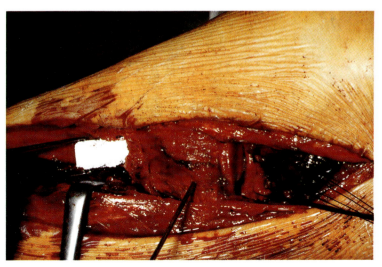

Abb. 3. Patient F.G. Intraoperative Aufnahme: Man erkennt den großen Bio-Oss-Spongiosablock, der zur Defektauffüllung eingebracht wird

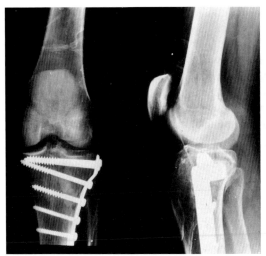

Abb. 4. Patient F. G. Kontrolle nach operativer Versorgung und Unterfütterung mit autologer Spongiosa und bovinem Apatit

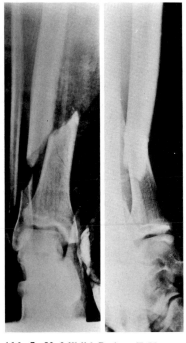

Abb. 5. Unfallbild Patient T. H. Spiralfraktur am Übergang vom mittleren zum distalen Unterschenkeldrittel

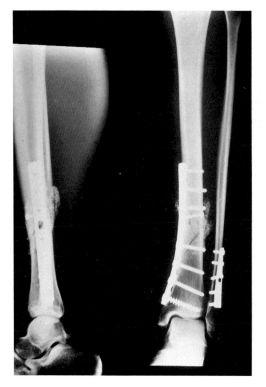

Abb. 6. Patient T. H. Postoperative Kontrolle

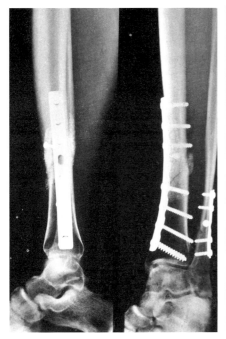 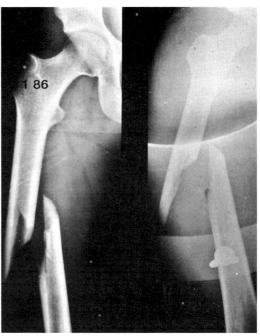

Abb. 7. Patient T. H. Kontrollaufnahmen 4 Monate nach Operation

Ab. 8. Unfallaufnahme Patientin A. B.

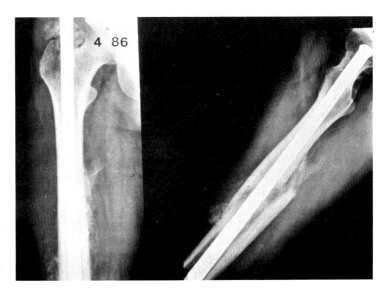

Abb. 9. Patientin A. B. Primärversorgung außerhalb, Verkürzung und Rotationsfehlstellung

gen, daß die Fraktur weitgehend knöchern durchbaut und das Material von neugebildeten Knochen umgeben wird (Abb. 7).

Im nächsten Fall handelt es sich zum Unfallzeitpunkt um eine 22jährige Patientin, die in einem auswärtigen Krankenhaus mit einem Oberschenkelmarknagel bei Oberschenkelschaftspiralfraktur (Abb. 8) rechts versorgt wurde. Die Fraktur wurde außerhalb in Fehlstellung und Verkürzung zur Ausheilung (Abb. 9) gebracht, Computertomographien zeigten

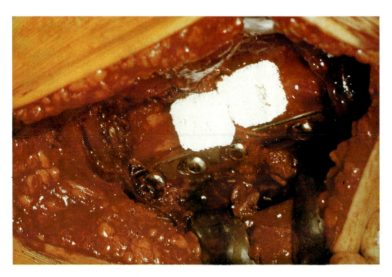

Abb. 10. Patientin A. B. Intraoperative Aufnahme: Anlagerung von Bio-Oss-Spongiosablöcken

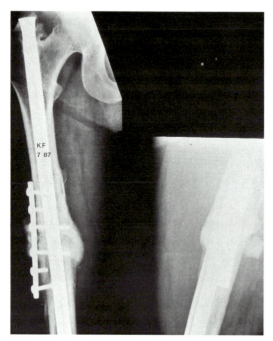

Abb. 11. Patientin A. B. Ausheilungsbild nach derotierender Reosteosynthese mit Marknagel und Platte

eine Außenrotationsfehlstellung. Es wurde eine Reosteosynthese mit Verlängerungsosteotomie durchgeführt, der Defekt mit Bio-Oss und autologer Spongiosa aufgefüllt und zusätzlich zur Rotationsstabilisierung eine laterale Plattenosteosynthese (Abb. 10) durchgeführt. Die Verlaufsaufnahmen 5 Monate und 1 Jahr nach Unfall zeigen eine rasche knöcherne Durchbauung (Abb. 11), die computertomographischen Kontrollen nach Durchführung der Korrektur zeigten, daß die Achse wieder ausgeglichen ist. Nach einem Jahr wurde die Platte zur Dynamisierung des Osteotomiebereichs entfernt. Dabei wurde Histologie gewonnen, die zeigt, daß das eingebrachte bovine Apatit voll von neugebildetem Knochen umgeben ist. (Abb. 12 und 13).

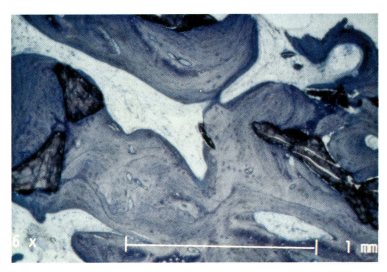

Abb. 12. Patientin A. B. Histologischer Befund (Auswertung Prof. Schenk, Bern). Das eingebrachte bovine Apatit ist von neugebildetem Lamellenknochen umgeben (16fache Vergrößerung)

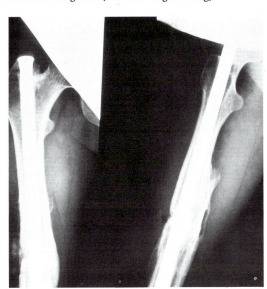

Abb. 13. Patientin A. B. Spätkontrolle nach Metallentfernung der Platte

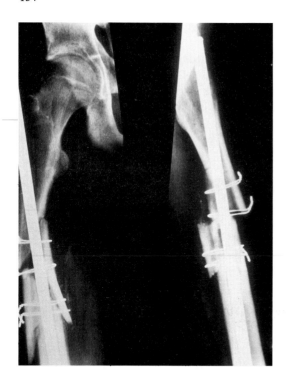

Abb. 14. Erstversorgung Patient R. S. (Operation außerhalb)

Ähnlich wurde bei einem 17jährigen Motorradfahrer, der bei Oberschenkelstückfraktur außerhalb mit einer Osteosynthese versorgt wurde, vorgegangen: Zusätzlich zur Marknagelung waren die Fragmente bei der Versorgung außerhalb mit Cerclagen befestigt worden (Abb. 14). Die Fraktur heilte dann unter einer Verkürzung von 4,5 cm und einer Außenrotationsfehlstellung von 20° (Abb. 15) aus. Die Computertomographien bestätigten diesen Befund. Die Verlängerung wurde in 2 Schritten durchgeführt. Zunächst wurde osteotomiert, ein Marknagel eingebracht, die Osteotomie mit Platte stabilisiert und eine autologe, mit bovinem Apatit (Bio-Oss) augmentierte Spongiosaplastik durchgeführt (Abb. 16). In einem 2. Schritt wurde dann 7 Monate später die zweite Längenkorrektur durchgeführt und wiederum mit einer Bio-Oss augmentierten Spongiosaplastik der Defekt aufgefüllt, die Ausheilungsbilder vom Juni 1989 (Abb. 17) 4 Jahre nach Unfall zeigen, daß die Zone der Verlängerungsosteotomie jetzt fest knöchern überbrückt ist.

Ein weiterer Fall zeigt den Behandlungsverlauf bei einem 48jährigen Bauarbeiter mit Oberarmkopfimpressionsfraktur und gleichzeitiger hinterer Luxation. Die primär angefertigten Übersichtsaufnahmen zeigen das Ausmaß der Läsion (Abb. 18). Bei der Gelenkrevision fanden sich eine leere Pfanne und eine deutliche Kopfimpression, die angehoben, mit autologem Beckenkammspan und zentral eingebrachtem bovinem Apatit unterfüttert wurde. Die Abschlußaufnahmen (Abb. 19) zeigen, daß die Kopfkonturen wieder korrekt wiederhergestellt sind.

Bei der bisherigen klinischen Anwendung des bovinen Apatits konnten keinerlei Komplikationen beobachtet werden. Insbesondere fanden wir keine Abstoßungsreaktion oder Infektzeichen im Verlauf. In allen bisherigen 14 Fällen konnte das Therapieziel zeitgerecht erreicht werden.

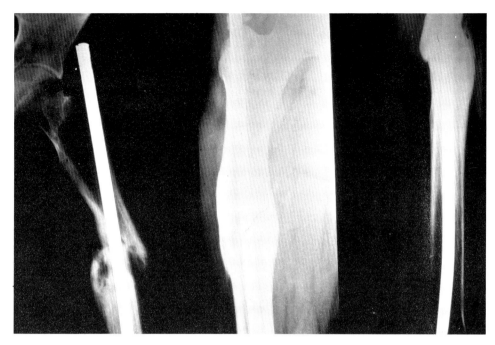

Abb. 15. Patient R. S. Ausheilungsbild in Verkürzung und Rotationsfehlstellung

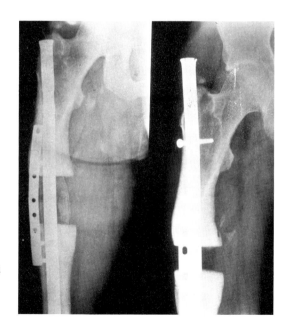

Abb. 16. Patient R. S. Kontrolle nach der ersten Verlängerung mit Marknagel, Platte und autologer Spongiosaplastik sowie Anlagerung von bovinem Apatit. Der verwendete Marknagel wurde bewußt länger gewählt, um die 2. Verlängerung über den gleichen Marknagel zu ermöglichen

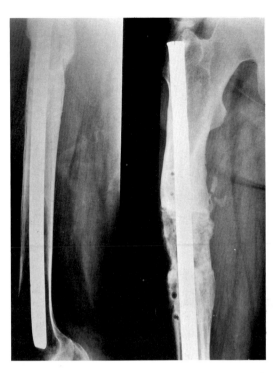

Abb. 17. Patient R. S. Spätkontrolle nach erneuter Verlängerung über den zuvor eingebrachten Marknagel und erneuter Anlagerung von autologer Spongiosa und bovinem Apatit

Abb. 18. Unfallaufnahme Patient H. G. Oberarmkopfimpressionsfraktur mit hinterer Luxation

Abb. 19. Patient H. G. Kontrolle nach offener Reposition und Anheben des Imprimates sowie Unterfütterung mit Spongiosa und bovinem Apatit

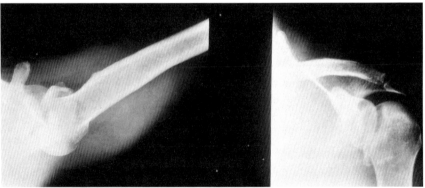

Abb. 18

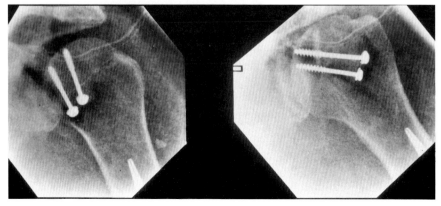

Abb. 19

Zusammenfassung

Aufgrund guter Ergebnisse in experimentellen Studien am Kaninchen wurde bovines Apatit (Bio-Oss) in ausgewählten Fällen in der Klinik eingesetzt. Die Substanz hat eine hohe osteokonduktive Wirkung und somit eine Leitschienenfunktion für den neuzubildenden Knochen. Eine gute Indikation ist die Anwendung im ersatzstarken Lager, v. a. im metaphysären Bereich (z. B. Tibiakopf, distaler Femur). Bei der bisherigen Anwendung gab es in insgesamt 14 Fällen keinerlei Komplikationen, das Behandlungsziel konnte jeweils mit gutem Resultat zeitgerecht erreicht werden.

Literatur

1. Hackenbroch MH, Katthagen B-D, Köhler M, Müller RT, Schlegel K-F, Wirth CJ (1990) Richtlinien zum Führen einer Knochenbank. Dtsch Ärztebl 87: 1–2, 41–4
2. Schlickewei W, Kuner EH, Paul C, Schenk R (1989) Experimentelle Erfahrungen mit einem bovinen anorganischen Knochenersatzmaterial. Hefte Unfallheilkd 207: 260

Differenzierungen des Degradationsverhaltens von Trikalziumphosphatkeramik (Ceros 82) und Hydroxiapatit (Ceros 80) bei Anwendung am Menschen

M. Roesgen

Berufsgenossenschaftliche Unfallklinik, (Direktor: Prof. Dr. G. Hierholzer), Großenbaumer Allee 250, W-4100 Duisburg 28, Bundesrepublik Deutschland

Kalziumphosphatkeramiken synthetischen oder biologischen Ursprungs finden zunehmend Eingang in die Behandlung von Knochendefekten. Prinzipiell werden sie als Knochenersatzmaterial zur Auffüllung und Überbrückung von Knochendefekten oder als Beschichtungsmaterial zur Vermittlung der Haftfestigkeit zwischen metallischen Implantaten und Knochenwuchs verwendet. Da es sich um keramisierte Produkte, bestehend aus Kalzium und Phosphat, handelt, d. h. Elementen, die die Knochenhartsubstanz ausmachen und im Knochenstoffwechsel umgesetzt werden, wird eine Toxizität oder Kanzerogenität nicht vermutet. Entsprechend In-vitro-Tests mit Tierversuchen haben bisher keinerlei Hinweise für eine toxische Schädigung ergeben [3, 5, 6]. Von dieser Einwirkung können jedoch nicht nur jene Zellen betroffen sein, die in unmittelbarer Umgebung des Implantates liegen oder auf dieses zuwachsen. Auch eine systemische Wirkung muß diskutiert werden, da ein Abbau der Implantate jedweder Herkunft und Zusammensetzung in vivo eindeutig nachweisbar ist. Die Mechanismen dieser – Degradation genannten – körpereigenen Abbauleistung sind bisher nicht geklärt.

Eigene Versuche

Auf der Grundlage tierexperimenteller Studien, die Gewebeverträglichkeit und knöchernen Einbau der synthetischen Kalziumphosphatkeramiken Hydroxiapatit (Ceros 80) sowie Trikalziumphosphat (Ceros 82) nachgewiesen haben [2], wurden im Rahmen klinischer Prüfungen beide Keramiken beim Menschen angewandt. Dies geschah einmal im Rahmen des bekannten Beckenkammodells [10], um möglichst kliniknahe sowohl von seiten der Applikationsform (Clot aus Keramikblöcken und Keramikgranulat) als auch von der Menge (2–3 Blöcke plus 4–12 ml Granulat) den Knocheneinbau zu studieren. Mit diesem Untersuchungsmodell gelingt insofern ein deutlicher Fortschritt gegenüber Tiermodellen, als mit jenen allenfalls Bohrlochdefekte von 3–10 mm Durchmesser geprüft werden. Zudem unterliegt der Knochenstoffwechsel beim Tier einer erheblich höheren Umbaurate als beim Menschen (Abb. 1).

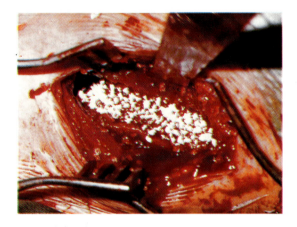

Abb. 1. Beckenkammauffüllung mit Trikalziumphosphatgranula nach Spongiosaentnahme

105 Patienten wurden in die Studie aufgenommen. Als Leerversuch wurde der Beckenkamm nach Spongiosaentnahme nicht verfüllt. Bei einer weiteren Patientengruppe wurde Kieler-Knochenspan in die Beckenkammhöhle implantiert.

Das Studienprotokoll erfaßte wiederholte klinische Untersuchungen über 1 Jahr, Röntgenverlaufskontrollen postoperativ bis zu 1 Jahr sowie histologische Untersuchungen.

Röntgenverlauf

Die Röntgenkontrollen des operierten Beckenkammes in modifizierter Technik einer Alaaufnahme wurden direkt postoperativ sowie nach 1, 3, 6 und 12 Monaten erstellt. Die vergleichende Auswertung wurde von demselben Untersucher vorgenommen. Hierbei zeigte sich in den Fällen mit Auffüllung des Beckenkammes durch Hydroxiapatit eine gute Formschlüssigkeit der Blöcke und des Granulates in der Beckenhöhle. Die Granula waren locker geschichtet. Ein gleiches Bild bot sich nach der Implantation von Trikalziumphosphatkeramiken.

Nach 12 Monaten war die Hydroxiapatitkeramik nahezu unverändert erkennbar. Eine mäßige Unschärfe der Struktur ist am ehesten auf eine Verdichtung der umgebenden Knochenmasse und am knöchernen Durchbau des Keramikimplantates zurückzuführen, wie sie histologisch nachgewiesen wurde (Abb. 2).

Im Gegensatz dazu fanden sich nach Implantation der Trikalziumphosphatkeramik nach 12 Monaten eine deutliche Kontrastminderung in der Röntgendarstellung. Die Granula waren nahezu verschwunden und nicht mehr voneinander abgrenzbar, vielmehr zeigte sich ein feines Netzwerk der Keramikstruktur. Die Blockkanten wiesen erhebliche Einbrüche und Usuren auf. Die Blockecken waren gerundet, das Blockvolumen erschien geschrumpft (Abb. 3).

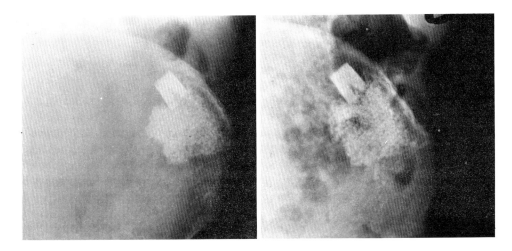

Abb. 2. Alaaufnahme des Beckenkammes nach Implantation von Hydroxiapatit. Scharfe Kanten der Granula und Blockkanten. Nach 12 Monaten unveränderte Röntgenprojektion

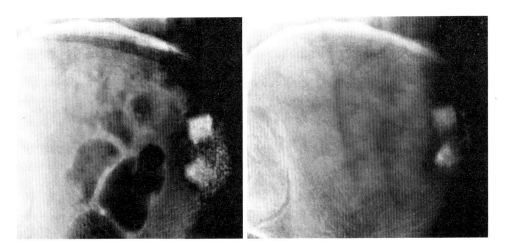

Abb. 3. Alaaufnahme des Beckenkammes nach Implantation von Trikalziumphosphat. Nach 12 Monaten sind die Granula nahezu verschwunden, die Blockkanten abgerundet

Histologie

Gelegenheiten zur Probenentnahme aus dem Implantatbezirk ergaben sich immer dann, wenn eine Revisionsoperation im Rahmen der Behandlung des Grundleidens anstand (Tabelle 1).

Tabelle 1. Gelegenheiten zur Probenentnahme

Jede Revisionsoperation
Wechsel des Osteosyntheseverfahrens
Reosteosynthese
Metallentfernung
Erneute Spongiosaplastik von anderer Stelle

Die Proben wurden durch eine Stichinzision im alten Narbenbezirk und queres Durchbohren der Beckenkammschaufel im Implantatbezirk gewonnen. Die Bohrzylinder bestanden aus äußerer Kortikalis, Markraum mit Implantat und innerer Kortikalis. Insgesamt 38 Proben konnten gewonnen und für die histologische Auswertung aufgearbeitet werden. Der Zeitraum zwischen Implantation und Probenentnahme betrug bei 8 Patienten zwischen 4 und 12 Wochen, bei 17 Patienten zwischen der 13. und 26. Woche, bei 8 Patienten zwischen der 27. und 40. Woche sowie bei 4 Patienten bis zu 1 Jahr. 2 Patienten wiesen eine noch längere Verweildauer bis zu 2 Jahren auf.

Von den 38 Proben wurden 11 bei Patienten nach Trikalziumphosphatimplantation und 15 bei Patienten nach Hydroxiapatitimplantation gewonnen. Die Vergleichsgruppen bleiben im folgenden unberücksichtigt.

Implantat Trikalziumphosphat (Ceros 82)

Bereits bei den frühzeitig innerhalb der ersten 3 Monate gewonnenen Präparaten zeigt sich ein sehr aktiver Knochenanwuchs an die Keramikoberfläche. Die Knochenbälkchen im ausgehöhlten Beckenkamm regenerieren. Ausdruck des lebhaften Knochenwuchses sind breite Osteoidsäume mit deutlichen Verkalkungsbezirken. Der neu gebildete Geflechtknochen ist sehr zellreich, mit zahlreichen Osteozyten und Osteoblasten. Die Keramikoberflächen sind von Osteoidsäumen umgeben (Abb. 4).

Bei den Präparaten, die nach 6 Monaten gewonnen wurden, ist ein erheblicher Zerfall der Trikalziumphosphatkeramik erkennbar. Bereits in der Übersichtsaufnahme zeigt sich neben Poren, die von lämellärem Knochen besetzt sind, eine deutliche Auflösung der Porenwände. Das umgebende Keramikmaterial läßt zwar die ursprüngliche Struktur des Implantates erkennen, weist jedoch einen grobschollige Zerfall auf (Abb. 5). Das zentrale Gefäß ist strotzend mit Degradationspartikeln gefüllt. Bei längerer Implantationszeit (Abb. 6) tritt eine Beruhigung der Keramikoberfläche ein. Lamellärer Knochen findet direkten Kontakt zur Porenwand. Erkennbare Markraumsinusoide sind feindispers mit Degradationspartikeln (bräunlich-gräulich) aufgefüllt.

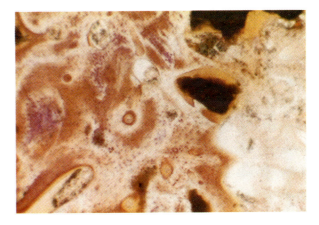

Abb. 4. TCP-Keramik nach 3 Monaten. Zellreicher Geflechtknochen. Integration der Keramik

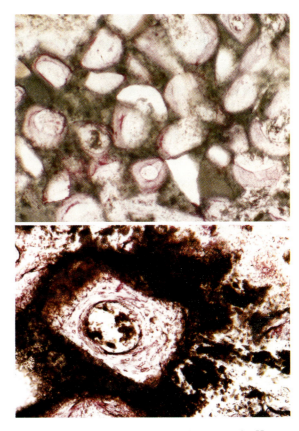

Abb. 5. Degradation der TCP-Keramik. Grobscholliger Zerfall der Keramikstruktur, zentrales Havers-Gefäß mit Degradationspartikeln angefüllt

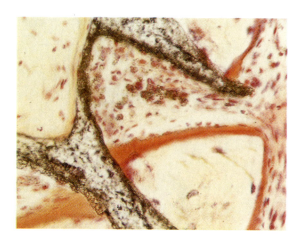

Abb. 6. 9 Monate nach Implantation von TCP. Abnehmende Degradation, Kontakt von lamellärem Knochen zur Keramikoberfläche

Implantat Hydroxiapatit (Ceros 80)

Im Gegensatz zum grobscholligen Zerfall der Trikalziumphosphatkeramik zeigt das Hydroxiapatit eine sehr viel besser erhaltene solide Keramikstruktur. Die Porenwände sind nahezu unverändert scharf begrenzt. Direkter Knochenanwuchs findet auf die Keramikoberfläche statt. Lediglich die Grenzzone zwischen Keramik und Knochen zeigt eine hellscheinende Tüpfelung mit feindisperser Auflösung der Keramik an der Keramik-Knochen-Grenze sowie an besonders prominenten Ecken des Keramikkörpers. Diese Dilution des Keramikkörpers findet sich auch bei Präparaten, die bereits allseits von Knochen umwachsen sind (Abb. 7). Andererseits sind lebende Knochenzellen mit Osteoidausschleusung in direktem Keramikkontakt erkennbar (Abb. 8). Auch nach sehr früher Entnahme ist ein direkter Knochenanwuchs auf die Keramikoberfläche mit breiter Osteoidbildung erkennbar, ohne daß eine wesentliche Degradation stattgefunden hat.

Bei länger als einem halben Jahr zurückliegenden Implantationen sind auch bei Hydroxiapatit Destruktionen der Porenwände erkennbar. Keramikmaterial ist offensichtlich in den bereits lamellär umgebildeten Knochen eingewachsen. Ein komplettes Osteon hat sich ausgebildet, dessen zentrales Havers-Gefäß mit Degradationspartikeln angehäuft ist. Wie weit hier eine Blutdurchströmung stattfindet, kann histologisch nicht entschieden werden. Das Vorhandensein intakter Osteozyten und damit vitalen Knochens läßt jedoch auf eine ausreichende Ernährung schließen.

Therapeutische Anwendung

Zur Defektauffüllung und Defektüberbrückung wurde autogene Spongiosa mit den beiden Knochenkeramiken im Verhältnis 2:1 durchmischt. Dadurch wurde das Spongiosavolumen deutlich vermehrt. Im klinischen Verlauf zeigte sich, daß die Kallusbildung und der knöcherne Einbau dieses augmentierten Implantates völlig ungestört verliefen.

Anläßlich von Reoperationen (z. B. Metallentfernung) konnte bei insgesamt 40 Patienten eine Probebiopsie aus dem Implantatbezirk entnommen werden.

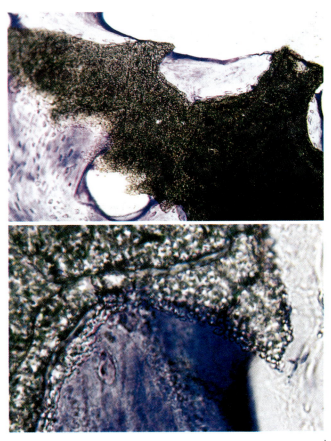

Abb. 7. HA-Keramik 6 Monate nach Implantation. Dilution und feindisperse Degradation an der Keramikoberfläche

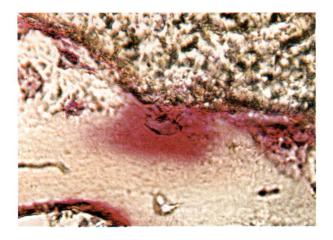

Abb. 8. Osteoblast mit Osteoidausschleusung in unmittelbarer Nachbarschaft zur Keramikoberfläche

Bereits frühzeitig, nach 4 Monaten, ist eine regelrechte Knochenneubildung unter Integration der Keramiken erkennbar. Abb. 9 zeigt im Längsschnitt ein Havers-System mit typischem Zentralgefäß, Osteoblastensaum und Osteoidanlagerung. Keramiknahe ist bereits Geflechtknochen mit lebenden Osteozyten entstanden. Am rechten Bildrand eine Kapillare in unmittelbarem Kontakt mit der Keramikoberfläche.

Nach 2 Jahren zeigt sich eine knöcherne vollkommene Integration der Keramikränder in lamellären Knochen. Teilweise sind die Porenwände aufgelöst. Die typische Dilution der Porenwand bei Hydroxiapatit ist auch hier erkennbar. Auch nach 2 Jahren ist noch ein aktiver Knochenumbau mit Knochenneubildung erkennbar. Von osteoklastenähnlichen Zellen werden Resorptionslakunen auf der Keramikoberfläche gebildet. Im Markraum sind Degradationspartikel sichtbar (Abb. 10).

Im Kontakt mit Weichteilgewebe sind die Degradationsvorgänge deutlich gesteigert. Im Präparat einer Pseudarthrose 4 Monate nach Implantation waren Howship-Lakunen auf den

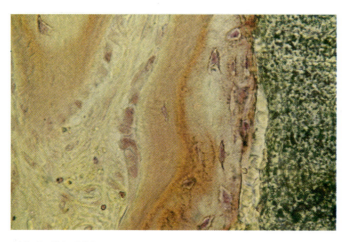

Abb. 9. HA 6 Monate nach Implantation. Havers-System im Längsschnitt. Osteoblastensaum um das Zentralgefäß. Keramikoberfläche von Osteozyten besetzt. Kapillaren in unmittelbarem Keramikkontakt

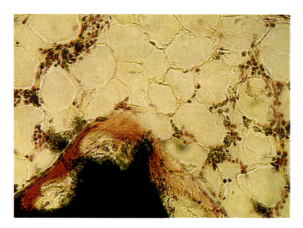

Abb. 10. HA 2 Jahre nach Implantation. Degradationspartikel im Markraum. Resorptionslakunen auf der Keramikoberfläche

Knochenbälkchenoberflächen erkennbar. Die Trikalziumphosphatkeramik ist grobschollig zerfallen und allseits von einem sehr zellreichen Bindegewebe umschlossen. Eine Knochenregeneration im Implantatbezirk fand nicht statt.

Diskussion

Die hier getesteten Kalziumphophatkeramiken degradieren im menschlichen Körper [4]. Das Degradationsverhalten ist jedoch unterschiedlich. Hydroxiapatit zerfällt vornehmlich kleinschollig unter Auflösungserscheinungen der Keramikoberfläche [1]. Der Knochenanwuchs ist hierdurch nicht behindert. Es werden Knochenbälkchen mit lebenden Osteozyten in unmittelbarer Nachbarschaft der Keramikoberfläche gefunden. Osteoklastenähnliche Riesenzellen arbeiten Lakunen in die Keramikoberfläche, die anschließend von Knochen ausgefüllt werden. Nach Anwuchs durch den Knochen kommt es zu einer deutlichen Beruhigung dieser Degradationsvorgänge. Der langsame Knochenstoffwechsel beruhigt auch den Keramikumsatz. Der Knochenanwuchs geschieht zwischengewebefrei. Im Röntgenbild ist nahezu eine unveränderte Dichte der Keramikstruktur über den hier dargestellten Untersuchungszeitraum von 1–2 Jahren erkennbar.

Trikalziumphosphat hingegen zerfällt bereits im frühen Stadium grobschollig [6,9]. Es entstehen größere Keramiksequester. Diese werden von zahlreichen Makrophagen im Markraum abtransportiert. Die Fragmente sind im Interzellularraum, in den Markraumsinusuiden und in Blutgefäßen erkennbar. Dennoch findet auch unter Verwendung von Trikalziumphosphatkeramik ein knöcherner Aufbau statt. Offensichtlich verläuft die knöcherne Regeneration schneller und aggressiver als die Keramikdegradation. Eine „Vergiftung" der Zellen durch mögliche Zerfallsprodukte – Kalzium- und Phosphationen bzw. -fragmente – findet nicht statt, da immer in unmittelbarer Nachbarschaft der Keramik und von Degradationspartikeln intakte Zellen gefunden werden, die Knochenaufbau leisten, d. h. spezifisch sind und in ihrer Leistung aktiv nachkommen, sowie Makrophagen und Lymphozyten, die keine Zerfallerscheinungen zeigen.

Die Röntgendichte nimmt nach Implantation der Trikalziumphosphatkeramik nach 3–6 Monaten deutlich ab. Nur große Implantate, wie die hier verwendeten Blöcke, sind auch nach 1 Jahr noch nachweisbar. Die Granulastruktur hat sich zu diesem Zeitpunkt nahezu aufgelöst. Trikalziumphosphat degradiert zentral und randständig, Hydroxiapatit dagegen nur randständig. Ein Bindegewebekontakt beschleunigt das Degradationsverhalten enorm [8].

Zusammenfassung

1. Trikalziumphosphatkeramik degradiert grobschollig und frühzeitig. Bereits nach 3 Monaten ist ein Randzerfall der Keramikoberfläche und von Porenwänden erkennbar. Dieser Befund stellt sich nach 12 Monaten und bis zu 2 Jahren unverändert dar. Knochenanwuchs findet sich auch an jenen Keramikoberflächen, die Degradationsdefekte aufweisen.
2. Hydroxiapatit wird ebenfalls degradiert. Hierbei findet sich im Gegensatz zu Trikalziumphosphat ein kleinschollig Zerfall der Keramikoberflächen, insbesondere an Block-

kanten und Granulaecken. Das Interface der Keramik ist aufgelockert und lichtmikroskopisch ausgedünnt. Kontur und Ausmaß des Implantates sowie der Porenkonfiguration bleiben erhalten.
3. Das Degradationsverhalten beider Keramiken ist im Kontakt mit Bindegewebe oder mit Markraumsinusoiden deutlich stärker ausgeprägt als in Regionen mit direktem Knochenanwuchs.
4. Degradationspartikel lassen sich in allen blutführenden Strukturen des Knochens erkennen: in Markräumen, in Volkmann-Kanälen sowie in Havers-Gefäßen. Diese sind z. T. strotzend mit Degradationspartikeln gefüllt, wobei nicht zu entscheiden ist, ob eine Restdurchströmung des Gefäßes erhalten bleibt. Das dem Gefäß benachbarte Knochengewebe ist vital.
5. Ein völliges Verschwinden der Keramiken wurde in keinem Fall beobachtet. Auch nach 2 Jahren sind Reste der stärker degradierbaren Trikalziumphosphatkeramik nachweisbar.

Schlußfolgerung

Bei der Degradation handelt es sich um eine unphysiologische Zellreaktion, die durch die Keramik hervorgerufen wird. Im Bereich des erwünschten Knochenanwuchses an die Keramik ist mit einem völligen Verschwinden derselben auch nach mehreren Jahren nicht zu rechnen.

Der Knochenanwuchs scheint in allen Fällen schneller zu sein als der Substanzverlust durch die Degradation. Eine Störung der lokalen Gewebereaktion war nicht nachweisbar gewesen. Das weitere Schicksal der Degradationspartikel ist aus den vorliegenden Untersuchungen nicht abzuleiten. Insbesondere die Frage, ob eine weitgehende Verstoffwechselung stattfindet, ob eine Integration in den physiologischen Kalziumphosphathaushalt erfolgt oder aber ein Abtransport in Milz und Lymphknotengewebe und eine Ablagerung dort das Material exkapsuliert, sind nicht geklärt. Hinweise auf eine toxische Auswirkung der unversehrten wie der degradierten Keramik ergaben sich in keinem Fall.

Literatur

1. Dielert E, Fischer-Brandeis E, Bagambisa F (1988) REM-Untersuchungen an den Grenzschichtstrukturen Hydroxylapatit/Knochen. Dtsch Zahnärztl Z 43 : 22–25
2. Eggli PS, Müller W, Schenk RK (1987) The role of pore size on bone ingrowth and implant Substitution in Hydroxylapatit and Tricalciumphosphat ceramics: a histologic and morphometric study in rabits. In: Pizzoferrato A, Marchetti PG, Ravaglioli A, Lee AJC (eds) Biomaterials and clinical application. Elsevier Science, Amsterdam, pp 53–56
3. Geret V, Gerber H, Rahn BA, Perren SM (1985) Die in vitro und in vivo Testung neuer Werkstoffe für die Osteosynthese. In: Entwicklungstendenzen bei Implantatwerkstoffen. Deutscher Verband für Materialprüfung e. V., Berlin, S 57–61
4. Groot de K, Klein CPAT, Driessen AA (1987) Herstellung und Werkstoffeigenschaften der Kalziumphosphatbiokeramiken Apatit und Whitlockit. In: Fallschlüssel GKH (Hrsg) Kalziumphosphatkeramiken in der Zahnmedizin. Quintessenz, Berlin, S 25–37
5. Kallenberger A, Mathys R, Müller W (1983) Untersuchungen der Gewebeverträglichkeit von Hydroxylapatit (CEROS 80) an kultivierten Fibroblasten. Hefte Unfallheilkd 165:71–74
6. Klein CPAT, Driessen AA, de Groot K, van den Hoof A (1982) Biodegradation behavior of various calcium phosphate materials in bone tissue. J Biomed Mater Res 17 : 769–784

7. Klein CPAT, de Groot K, Driessen AA, van der Lubbe HBM (1985) Interaction of biodegradable βwithlockite ceramics with bone tissue: An in vivo study. Biomaterials 6:189–192
8. Misiek D, Kent JN, Carr RF (1984) Soft tissues response to Hydroxyapatite particles implanted of different shapes. J Oral Maxillofac Surg 42:150–160
9. Renooij W, Hoogendorn H, Visser WJ et al. (1985) Bioresorption of ceramic strontium-85-labeled calcium phosphate implants in dog femora. Clin Orthop Rel Res 197:272–285
10. Roesgen M, Hierholzer G (1988) Standard method for the investigation of bone transplants, ceramics, or other material in a human bony layer. Arch Orthop Trauma Surg 107:117–119

Trikalziumphosphatkeramik – ein brauchbarer Knochenersatz im Kindesalter?

J.-P. Pochon

Dübendorfstr. 9b, CH-8117 Fällanden

Es mag erstaunen, daß sich das Problem des Knochenersatzes bereits im Kindesalter in recht großem Umfang stellt: Wir begegnen angeborenen Defekten der Schädelkalotte, Defekten nach Resektion von benignen und malignen Knochentumoren und traumatischen Knochendefekten. In der Regel wird versucht, die Defekte durch autogene Knochentransplantate aufzufüllen. Bei Kindern fehlt aber häufig genügend Material, zudem verlängert die Transplantatgewinnung die Operationszeit und verursacht zusätzliche Schmerzen und Narben.

Allogenes Material soll wegen der Aids-Problematik vermieden werden. Xenogenes Material ist zwar in genügender Menge vorhanden, hat nach unserer Erfahrung aber immer wieder zu Resorption und Infektion geführt.

Die von Urist [8] publizierten Arbeiten über die Knocheninduktion durch demineralisierten Knochen bewogen uns, experimentell die Vor- und Nachteile dieses Materials gegenüber Keramiken wie Hydroxiapatit (HA) und β-Trikalziumphosphat (TCP) zu untersuchen. Die Vorteile dieser Materialien überzeugten und veranlaßten uns, TCP (Ceros 82) auch klinisch anzuwenden (s. auch [4, 7]).

Material und Methode

Wir verwendeten Ceros-82-Granulat mit einer Korngröße von 1,4–2,8 mm und einem durchschnittlichen Porenvolumen von 60%. Die Sterilisierung erfolgte unmittelbar präoperativ mit Dampf. Die Knochendefekte wurden im Schnitt mit 18,0 ml Ceros 82 aufgefüllt, wobei sich die Operationstechnik nicht von der bei der Anwendung anderer Ersatzmaterialien unterschied.

Wichtig ist die lückenlose Füllung bereits bei den ersten Millilitern des mit NaCl-Lösung angefeuchteten Materials: Die rheologischen Eigenschaften sind praktisch null, so daß ein nachträgliches „Stopfen" des Defektes nur mit der Zerstörung des Materials einhergeht und sich die Cerosplombe nicht mehr verschieben läßt. 12 der Patienten (80 %) litten an einer juvenilen Knochenzyste. Je 1 Patient hatte eine aneurysmatische Knochenzyste, ein nicht ossifizierendes Fibrom bzw. einen traumatischen Knochenverlust.

Die Verläufe wurden radiologisch und klinisch kontrolliert; Apposition und Resorption wurden durch vergleichende Betrachtung der Röntgenaufnahmen geschätzt.

Die Apposition wurde mit 1–9 Punkten bewertet (1 = sehr schlecht, 9 = sehr gut), die Resorption mit 1–4 Punkten (keine Resorption = 1 Punkt, 0–30 % = 2 Punkte, 30–60 % = 3 Punkte, über 60 % = 4 Punkte).

Resultate

Bei 15 jugendlichen Patienten wurde Ceros 82 implantiert. 11 der Patienten (73 %) waren Knaben, 4 Mädchen (26 %). Das Durchschnittsalter bei Operation betrug 11 3/12 Jahre, die Nachkontrollen erfolgten im Schnitt nach 2 2/12 Jahren. Alle Wunden heilten primär. Die durchschnittliche Hospitalisationszeit betrug 14,0 Tage, die durchschnittliche Operationszeit 1 h 48 min, obwohl bei 4 Patienten der proximale Femur operiert werden mußte, in einem Fall mit Osteosyntheseplatte.

Verwendete Porengröße und Korngröße haben sich bewährt [1]. Die durchschnittliche Apposition betrug nach 3 Monaten 1,25 Punkte, nach 6 Monaten 2,0 und stieg nach 1 Jahr auf 1,42 Punkte (1 = sehr gute Apposition). Die Verträglichkeit mit dem umgebenden Gewebe ist sehr gut [3].

Die Resorption war schwierig zu beurteilen: Die radiologische Dichte des Implantates nahm bei allen Patienten ab, so daß nach 1 Jahr durchschnittlich 30–40 % des Materials resorbiert sein dürften [5].

Das Problem der Implantatresorption und der Rezidive bei der Ausräumung unreifer, epiphysennaher, juveniler Knochenzysten besteht naturgemäß auch bei der Füllung mit Ceros 82. Im Falle eines 5 4/12 Jahre alten Knaben mit pathologischer Fraktur des rechten Humerus verhielt sich auch das Implantat anders als gewohnt: Abb. 1a–e zeigt, daß das radiologische Bild 3 Monate nach Operation einem absolut unauffälligen Verlauf entspricht. Nur 2 Monate später kam es jedoch zu einem ausgedehnten mehrkammrigen Rezidiv unter fast vollständiger Resorption des Implantates.

Diskussion

Da Keramiken nur einen osteokonduktiven Effekt bewirken, beschränken sich Ersatzplastiken mit Ceros 82 auf Knochendefekte im Innern von Röhren- und spongiösen Knochen. Die experimentelle Arbeit bei Ratten [6] zeigte eine beginnende Osteokonduktion schon nach einer Woche nach Implantation. Die mechanischen Eigenschaften und das Verhaken der Granula untereinander begünstigen die Verwendung bei der Versorgung akuter pathologischer Frakturen [2]. Xenogene Materialien werden weich und komprimierbar.

Die Operationszeiten sind bei der Verwendung autogener Transplantate rund doppelt so lang, wie wir in einer Vergleichsstudie nachgewiesen haben [5]. Zudem kam es in unserem Krankengut zweimal zu Infekten und damit zu einer Verlängerung der Hospitalisationszeit um 70 %.

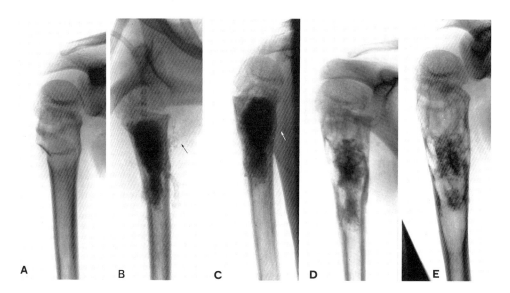

Abb. 1A–E. Knabe, 5 4/12 Jahre alt. Pathologische Fraktur bei juveniler Knochenzyste des rechten Humerus proximal (**A**). Die intraoperative Kontrolle zeigt etwas versprengtes Ceros 82 bei gut gefüllter Zyste mit Anschluß an den Knochenmarkraum (**B**). Drei Wochen postoperativ gute Verhältnisse (**C**). Subtotale Resorption und Rezidiv der Zyste 5/12 postoperativ (**d**). (**D**) Nach Abwarten über 13 Monate postoperativ noch weitergehende Resorption, ausgedehntes Rezidiv nun auch nach distal in den Knochenmarkraum (**E**)

Ceros-82-Implantate haben sich nun über einen Zeitraum von 4 1/2 Jahren klinisch bewährt. In den letzten 2 Jahren konnten die Patienten nur vereinzelt nachkontrolliert werden. Etwaige Beschwerden waren unspezifisch.

Die Resorption nahm allerdings nicht wesentlich zu. Leider stehen uns keine Biopsien aus solchen Implantaten zur Verfügung. Es bleibt eine Spekulation, ob sich im Zentrum der Cerosplomben abgekapselte Granulate völlig inert halten können oder ob sie zwar von Knochengewebe umhüllt werden, ohne jedoch resorbiert zu werden.

Trotz dieser offenen Fragen halten wir Ceros 82 für eine ideale Alternative zum autogenen Transplantat, v. a. auch unter Berücksichtigung der eingangs erwähnten Vorteile für den Patienten.

Literatur

1. Eggli PS, Müller WE, Schenk RK (1988) Porous hydroxyapatit and tricalcium phosphate cylinders with two different pore size ranges implanted in the cancellous bone of rabbits. Clin Orthop 232:127–138
2. Eitenmüller J (1986) Die Bedeutung der synthetischen Kalzium-Phosphat-Keramiken als Knochenersatzmittel. Orthopädie 15:30–35
3. Geret V, Müller WE, Tepic M, Rahn BA, Perren SU (1987) Comparison of calcium-hydroxylapatit Ceros 80 and Tricalciumphosphate Ceros 82 in vivo with stable soft tissue interface. Adv Biomat 7:627–631
4. Metsger DS (1982) Tricalcium phosphate ceramic – A resorbable bone implant: Review and current status. JAMA 105:1035–1039

5. Pochon JP (1990) Knochenersatzplastiken mit Trikalziumphosphatkeramik im Kindesalter. Aktuelle Probleme in Chirurgie und Orthopädie. Huber, Bern
6. Pochon JP, Schwöbel M, Illi O, Weike WH (1986) Knochenersatzplastiken mit beta-Tricalciumphosphat – Resultate experimenteller Studien und erste klinische Fallbeispiele. Z Kinderchir 41:171–173
7. Pochon JP, Stäuffer UG (1987) Indikationen für Knochen- und Spongiosatransplantationen bei Kindern – Ist beta-Tricalciumphosphat eine echte Alternative? In: Hofmann-vonKap-herr S (Hrsg) Operationsindikationen bei Frakturen im Kindesalter. Fischer, Stuttgart, S 334–337
8. Urist MR, Silverman BF, Büring K, Dubuc FL, Rosenberg JM (1967) The bone induction principle. Clin Orthop 59:243–283

Schlußdiskussion (Zusammenfassung)

F. Bonnaire und E. H. Kuner

Vorsitz: M. Aebi, E. H. Kuner und J. Rehn

Aebi: Sie haben ein sehr interessantes Modell gezeigt, wobei der frakturierte Wirbelkörper mit Bio-Oss aufgefüllt wurde. Die Frage geht dahin, ob in diesem Bereich der mechanisch sehr stark beanspruchten Lendenwirbelsäule die erreichte Stabilität mit dem Knochenersatzmaterial ausreichend ist oder ob in diesem Fall nicht eine autologe Spongiosaplastik besser zum Erreichen einer möglichst hohen Stabilität eingebracht werden soll. Langzeitergebnisse liegen wohl noch nicht vor?

Bereiter: Dieser Einwand ist korrekt, die längste Beobachtungszeit nach Wiederfreigabe der Bewegungssegmente ist 6 Monate. Die Patienten wurden nach der Metallentfernung ohne 3-Punkte-Korsett mobilisiert, die normale Belastbarkeit wurde wieder angestrebt, und bisher hat sich der betreffende Wirbel nach Einbringen der Bio-Oss Partikel in keiner Weise verändert. Auch die CT zeigen durchgehenden Knochendurchbau. Dieses Modell ist deshalb angewandt worden, um die Frage der dauerhaften Stabilität im Lendenwirbelkörperbereich beantworten zu können, die Langzeitverläufe werden dokumentiert.

Frage aus dem Auditorium: Haben Sie ein Hilfsmittel benutzt, um das Material in den Wirbelkörper aufzufüllen, oder haben Sie es einfach eingestößelt?

Bereiter: Das Material wurde nur eingestößelt, über die bekannte Technik nach Walter Dick mit Aufbohren des Pedikels auf 6 mm und dem Bohrtrichter sowie einem angepaßten Stößel, über den auch noch eine zusätzliche Reposition der Deckplatte herbeigeführt werden kann.

Aebi: Es ist bei Herrn Schlickewei etwas Wichtiges gesagt worden. Es betrifft die Notwendigkeit eines ersatzstarken Lagers für das Implantat, das sicher für den Erfolg einer derartigen Maßnahme grundlegend ist. Diese Untersuchungen mit ihren sehr schönen Ergebnissen sind unter idealen Randbedingungen für das Transplantat zum Einwachsen in die Bohrlöcher gemacht worden. Die großen Probleme in der Klinik bestehen jedoch in den Defekten, die kombiniert einerseits durch ein schlecht vaskularisiertes Knochenbett, andererseits durch die Beeinflussung der Weichteile und durch die mechanische Beanspruchung gekennzeichnet sind. Es ist sicher ein Unterschied, ob ein Modell an der Beckenschaufel gewählt oder ob ein derartiges Modell an einem belasteten Röhrenknochen ausgetestet wird. Diesbezüglich sollte man noch zu einem klaren Statement kommen, wo die Grenzen für die Indikation eines Knochenersatzverfahrens zu ziehen sind.

Schlickewei: Wir würden eine derartige Knochensubstitution sicher nicht in den Fällen machen, die ich nicht angesprochen haben, z. B. bei ersatzschwachem Lager oder Infekt. Eine ganz andere Frage, die nicht angesprochen wurde, ist die, ob nicht das Hydroxiapatit als *Carrier* verwendet werden kann, ähnlich wie Knochenzement als Carrier für Antibiotika verwandt wird. Aber dies ist nicht die Indikation, von der wir heute sprechen. Die Voraussetzung für die Transplantation ist sicher das ersatzstarke Lager im spongiösen Bereich, man sollte die Methode nicht durch falsche Indikationen überfordern, denn dann kann man wie bei allen anderen Methoden, die man überfordert, auch Schiffbruch erleiden. Zum anderen gelten derartige Fehlindikationen bei instabilen Bedingungen genauso für die autologe Spongiosaplastik.

Kuner: Ich glaube, wenn Stabilität besteht, und dies zeigen die Beispiele mit der Marknagelung, dann spielt die Belastung, die Beanspruchung des Knochens sicher eine Rolle, die dann dazu führt, daß der Knochen sich strukturieren kann. Und dafür ist der Marknagel natürlich ein ideales Osteosyntheseverfahren.

Aebi: Zusammenfassend kann man konstatieren, daß die erste Wahl die autologe Spongiosaplastik ist und daß nicht jeder Defekt primär von einem Knochenersatzmaterial gefüllt werden sollte. Primär soll festgehalten werden, daß die autologe Spongiosa immer noch das Implantat der ersten Wahl bleiben sollte. Sicher gibt es noch Überschneidungen von Indikationen für den primären autologen Spongiosaersatz und den Knochenersatz mit Fremdmaterial.

Rehn: Wie wird man sich in der Zukunft bei den Indikationen an Kindern verhalten? Ich bin nicht sicher, ob bei diesen Restzuständen, die nach Jahren verbleiben, es gerade bei Kindern zu verantworten ist, ein derartiges Material einzubringen. Andererseits habe auch ich mich immer gescheut, bei Kindern eine Beckenkammspongiosa zu entnehmen. Diese Situation ist meiner Meinung nicht sehr „behaglich".

Pochon: Vielleicht konvertiere ich jetzt doch noch zur Kombination von Bio-Oss mit Knochenmark. Ich glaube, daß man dennoch eine Methode braucht, die den Mangel an körpereigenem Material behebt, um einen großen Defekt zu verschließen, vielleicht müßte man ein anderes Verfahren als die Keramik wählen. Ich habe heute doch den Eindruck gewonnen, daß es ein besseres Verfahren ist mit weniger Fremdmaterial zu arbeiten, das mit einem feineren Gerüst recht gute Ergebnisse liefert und vielleicht nach einigen Jahren doch resorbiert wird, als wenn man Keramiken benutzt.

Rösgen: Bisher haben wir keine Hinweise darauf, daß die Keramik gefährlich ist. Was soll sie schaden? Wenn wir sie einsetzen, um dann den Knochen wieder aufzubauen, und wenn das tatsächlich funktioniert, warum soll sie dann nach 2 oder 3 Jahren zu irgendeiner Gefährdung im Organismus werden? Nach meiner Meinung müssen wir uns wieder davon wegbewegen, daß wir sagen, die Keramik sei schädlich. Sie besteht einfach aus Kalzium und Phosphat. Es gibt bisher auch keine Hinweise dafür, daß sie toxisch wirkt. Natürlich hat sie intrakorporal eine zelluläre Reaktion zur Folge. Aber keine toxische.

Lob: Wenn das Verfahren am kindlichen Skelett angewandt wird, welchen Einfluß hat es auf das Wachstum? Gibt es ein vermehrtes Wachstum? Mich stört es einfach, beim Kind eine derartige Substanz im Knochen zu erkennen, die über Jahre im Röntgenbild nachweisbar ist und dem Wachstum unterliegt. Das kann ich mir nicht ganz vorstellen.

Meiss: Wir haben in unserem Kollektiv einen Fall, wo das Hydroxiapatit in unmittelbarer Nachbarschaft der Epiphysenfuge eingelagert wurde, allerdings vom Schaft her, am weniger empfindlichen Teil der Wachstumsfuge. Es ist zu einem problemlosen weiteren

Wachstum ohne Mehr- oder Minderwachstum gekommen. Wir waren erstaunt darüber, wie sich über und unter der Plastik neuer Knochen gebildet hat.

Pochon: Es ist klar, daß die Indikationsstellung sehr streng sein muß. Eine instabile pathologische Fraktur, z. B. bei einer Knochenzyste am Humerus, muß man mit einer entsprechenden Vorsicht angehen, damit die Epiphysenfuge nicht verletzt wird, wenn man den Tumor bzw. dessen Hülle ganz entfernen will. Ich bin mir selbst gegenüber kritisch geworden und stelle mir die Frge, ob man diese Zysten überhaupt mit einem Material füllen muß, oder ob es nicht ausreicht, z. B. mit einer Injektion von Kortikoiden das Problem zu beherrschen. Aber diese Diskussion möchte ich jetzt nicht entfachen. Es gibt ja auch Beispiele, die zeigen, daß diese Fälle nach einem Trauma, sei es iatrogen oder nach einem Unfall, ausheilen. Mit der Indikationsstellung muß man sehr kritisch sein. Es darf nicht der Eindruck entstehen, daß jeder Knochendefekt beim Kind mit einem Ersatzmaterial aufgefüllt werden sollte.

Aebi: Ich bin froh für diese kritische Bemerkung.

Frage aus dem Auditorium: Bei Kindern stellt sich nach meiner Ansicht doch dieses Problem gar nicht so, in einem derartig gelagerten Fall würde ich die Eltern als Spender heranziehen, bevor ich einen Fremdkörper bei einem Kind einsetze.

Pochon: Kommen Sie mal ein halbes Jahr in meine Praxis und versuchen Sie mal mit den Eltern über derartige Fragen zu sprechen. In meinen Augen sind das doch unverhältnismäßig große Eingriffe, wenn man bedenkt, daß man alternativ dazu ein Ersatzmaterial einbringen kann. Es ist auch gefährlich, die Selbstaufopferung der Eltern so weit zu treiben. Diese Erfahrung haben wir schon von den Verbrennungen. Das Involvieren der Eltern in das Problem des Kindes erscheint mir nicht angebracht, zumal die HIV-Problematik bei diesem Vorgehen nicht gelöst ist.

Lob: Herr Roesgen, was war das Ziel dieser Auffüllung nach Entnahme von Spongiosa und Spänen am Beckenkamm? Haben Sie die Vorstellung, daß man später nochmal aus diesem Lager autologe Spongiosa entnehmen könnte, wenn man diese Substanz einbringt? Das wäre ein interessanter Vorgang, wenn das möglich wäre.

Roesgen: Sicher ist das möglich, das war jedoch nicht der Sinn der Studie. Dieses Verfahren würde erst dann eine Rolle spielen, wenn Sie sämtliche Beckenkämme entleert haben und dann auffüllen, um neues Knochenwachstum zu erhalten. Bei den Leerversuchen, die ich heute nicht dargestellt habe, bilden sich aber ebenfalls neue Bälkchen, und zwar eine Art kortikaler Knochen im Entnahmelager, so daß, wenn man dann nach der Technik von Dick mit der Pfannenfräse vorgeht, man einen Knochenbrei wiedergewinnen kann, mit dem man die Keramik boostern kann. Das Ziel war eigentlich nachzuweisen, daß nicht der Defekt, wie er beim Bohrloch mit 3,5 oder 10 mm gesetzt wird, ein geeignetes Modell ist, das uns die klinische Relevanz aufzeigt. In der Klinik haben wir große Defekte auszufüllen, und es war das Ziel darzustellen, was geschieht, wenn wir eine große Höhle, allerdings unter idealen Bedingungen, auffüllen. Und dort konnte man sehen, daß eben Knochenbälkchen durch diese Granula durchwachsen, nicht jedoch durch die Blöcke, die nur randständig erfaßt wurden und zentral leer blieben. Es resultiert ein Verbund Knochen zu Keramik. Aber diese Fragestellung kommt der klinischen Anwendung näher, als den Bohrlochdefekt aufzufüllen.

Aebi: Sie haben noch das Unterfüttern der Pfanne bei der Totalendoprothesenimplantation angesprochen. Hier möchte ich nochmals in Erinnerung rufen, daß der autoklavierte, gereinigte Knochen dafür gut geeignet ist, ein billiges und unproblematisches Verfahren darstellt und die Aids-Problematik umgeht. Die Erfahrungen von Wagner, die vor etwa einem Jahr im *Orthopäden* veröffentlicht wurden, sind mittlerweile von anderen Kollegen bestätigt worden.

Ich habe nicht ganz verstanden, Herr Pochon, wo Sie den Zusammenhang zwischen dem Eröffnen der Markhöhle und dem Einheilen Ihres Transplantates sehen?

Pochon: Es ging nur um den Gefäßanschluß. Ich glaube, daß schon der Kontakt mit dem Knochen zumindest im distalen Zystenbereich einen gewissen Gewinn bringt, genauso wie man Mark mit dem Implantat mischt. Denn die Gefahr ist doch sehr groß, daß man aus Vorsicht zu wenig von den Zysten entfernt und damit ein Rezidiv begünstigt. Durch den Kontakt mit dem Markraum hatte ich den Eindruck, daß die Umbauvorgänge zumindest begünstigt würden. Aber die zentrale avitale Plombe bleibt meiner Meinung nach schon bestehen.

Mittelmeier: Herr Boyne, haben Sie reines Titan als Implantat benützt?

Boyne: Wir benutzten reines Titan.

Aebi: Wir haben einige klinische Erfahrungen mit Titan in der Wirbelsäulenchirurgie, und wir haben sie aus der Kieferchirurgie. Unsere Erfahrung ist die, daß wir eine sehr enge Verbindung zwischen den Titanschrauben und dem Knochen erreichen. Meine Frage lautet, ob man wirklich zusätzliches Knochengewebe benötigt.

Boyne: Wir haben 2 Gründe für dieses Vorgehen: 1. um den Vorgang der Osteointegration beim Einbringen von Bio-Oss in die Knochenhöhle zu beobachten, und dabei sahen wir, daß wir die Patienten viel schneller zur Funktion der Prothese bei der Implantation von Bio-Oss brachten. So war nur 1/3 der Zeit als bei anderen Patienten erforderlich, die keinen Knochenersatz hatten.

Der 2. Grund ist der, daß z. T. große Defekte vorlagen, wo speziell bei der Tumorchirurgie und der Rekonstruktion der Alveolarfortsätze zu wenig Knochen zur Verfügung stand. Es wurde ein zusätzliches Implantatmaterial benötigt, so daß wir das Material mit autologen Knochen mischten und augmentierten.

Frage eines Teilnehmers: Ich glaube, bei allen Überlegungen zur Indikation für diese Substanzen darf man 2 Gesichtspunkte nicht aus den Augen verlieren. Das erste ist die Frage, was sie zu leisten vermögen, was aus 2 Beispielen hervorgehen soll. Und zweitens, wo der Effekt dieser Substanzen zum Tragen kommt, und das ist unzweifelhaft das Bohrloch über 7 mm. Was leistet die Struktur in einem Bohrloch über 7 mm, wo ohne eine Matrix das Loch lediglich mit einer Narbe gefüllt und niemals eine knöcherne Überbauung resultieren wird? Hier verhindert das Transplantat, daß dieses Loch durch Bindegewebe gefüllt wird, d. h. es hat eine Platzhalterfunktion, und zweitens ist es eine vorgegebene Leitschiene für den einwachsenden Knochen. Das 2. Beispiel ist das Rattenmodell des Schädeldefektes mit ersatzschwachem Lager. Diese Beispiele führen zu dem grundsätzlichen Problem der Definition des ersatzstarken und ersatzschwachen Lagers. Es stellt sich dann die Frage: wann lohnt sich eine Knochenbank? Eine Knochenbank lohnt sich nur dann, wenn große kortikale Defekte überbrückt werden müssen.

Aebi: Das ist ein sehr wichtiger Hinweis, und es ist klar, daß sich eine Knochenbank nur dort lohnt, wo entsprechend große Defekte behandelt werden müssen. Man muß ganz klar unterscheiden, daß das, was jetzt bezüglich der Knochensubstitution durch Ersatzmaterial abgehandelt worden ist, nicht bei großen Defekten im metaphysären Bereich gelten kann. Hierfür braucht man eine Knochenbank. Wenn man einen derartigen Defekt nicht behandelt, ist diese auch nicht notwendig.

Kuner: Meine sehr verehrten Damen und Herren, wir sind am Ende eines, wie ich meine, hochinteressanten aktuellen Symposiums, das auch sehr kritisch abgehalten wurde, und ich danke v.a. dem letzten Redner für seine Bemerkung zur Knochenbank, denn das war ja auch mit der Anlaß, daß wir uns hier so intensiv unterhalten haben. Wir haben heute eine Bestandsaufnahme gemacht, ich denke, auch zum richtigen Zeitpunkt, und es fand ein großer und offener Erfahrungsaustausch zwischen den einzelnen Referenten und auch den vielen Diskussionsteilnehmern der Veranstaltung statt. Ich möchte im Namen auch von Herrn Prof. Huggler den Referenten Dank abstatten, die wesentlich zum Gelingen dieses Symposiums beigetragen haben, aber auch den Diskussionsteilnehmern für ihre Bemerkungen und nicht zuletzt auch Herrn Dr. Geistlich, der als Sponsor dafür gesorgt hat, daß wir dieses Symposium hier abhalten konnten. Nun Ihnen allen meinen herzlichen Dank.

Sachverzeichnis

Abbauprodukte 4, 31, 111
  Gesundheitsrisiken 4, 70
  Lymphknoten 31
AIDS 1, 3, 41, 114, 126
allogene Spongiosa 35–44
  AB 0-Blutgruppe 40
  Altersgrenze 40
  Ausschlußkriterien 41, 42
  Gefäßanschluß 113
  Herkunftsmöglichkeiten 39
  HLA-Typisierung 41
  Hygiene 41
  Immunologie 40, 113
  juristische Aspekte 43
  Knochenbank 40
  Kontraindikationen 39, 43
  OP-Aufklärung 43
  Spenderauswahl 43
Allogene Transplantation 1, 103, 113
  Probleme 127
anorganischer Rinderknochen: s. Bio-Oss
Apatit 11
  bovines 60, 61, 118,
  s. auch Bio-Oss
Arzneimittelträger 7, 13, 75, 115
Augmentation 83, 142
Autoklavierung 7, 114, 154
Autologe Transplantation 63, 83, 103, 110

Beckenkammodell 138
Bioaktivität 25, 51, 72
Biokeramische Kalziumphosphate 11
  Auflösung 12
  Belastbarkeit 13
  chemische Struktur 14
  Knochenersatzmaterial 11
  Leistungskriterien 13
  synthetische Kalziumverbindungen 11
Biologische Wertigkeit 3
Biologisches Verhalten 5, 39
  ideales Ersatzmaterial 5
Bio-Oss 14, 59–61, 98–103, 105, 119
  s. auch: bovines Apatit

Analyse 61
Antigenität 63
Biegefestigkeit 105, 106
Biokompatibilität 72
Druckstabilität 62
Ergebnisse 68, 120
Experimente 59–69, 119
Herstellung 60, 119
Histologie 64–67, 121, 123, 133
Indikation 109, 120, 127
Infektion 120, 134
Kieferchirurgie 98
klinische Indikation 117–128
klinische Anwendung 98, 121, 128
Komplikationen 120, 134
Proteingehalt 119
Remodeling 66
Verträglichkeit 68, 125
BMP 23, 47, 48, 51, 72, 114
  induzierbare Zellen 47
  Xenogen 51
Bohrlochtest 62, 72, 75, 85
Bone Bonding 15, 16

Ceros 80 29, 137, 142
  s. auch Hydroxiapatit
Ceros 82 29, 30, 76, 86, 137, 140, 147–149
  Resorption 148
  Indikation 148
  Verträglichkeit 148
Collapat 74, 75, 81, 105
  hämostypische Wirkung 75
  Indikation 75
  klinischer Einsatz 75
  Verträglichkeit 75

Degradation 70, 124, 137, 140, 144–146
  Zellreaktion 146
Defekt 24
  Spaltbreite 24
Definition 103–105

Demineralisation 69
Durchbau 24

Einbau 24
Elastizitätsmodul 13, 113
Elektronenmikroskopie 61, 62, 71
Elisa-Test 63
Enteiweißung 69

Faserknochen 24, 65

Glaskeramik 12
Grenzschicht 6
Grundlagenforschung 72

Haltbarkeit 40
heterologe Transplantation 104
heterotope Knochenbildung 50
Histophysiologie 23–35
Hitzesterilisation 4
HLA-Kompatibilität 41
homologe Transplantation s. allogene T.
Hydroxiapatit 12, 29, 59, 60, 71, 76, 86
s. auch: bovines Apatit, Bio-Oss,
 Ceros 80, Pyrost
 Abbau 111
 Beschichtungen 12
 experimentelle Untersuchungen 85
 Resorbierbarkeit 17, 19, 27, 89, 145

Ilizarov-Technik 7, 124
Immunologie 3, 5, 40
 Reizvaskularität 6
Immunsuppression 5, 113
Indikation 7, 37, 91
 bei Kindern 147–149, 152
 Knochenersatzmittel 7, 37
 restriktiv 43
Induktion s. Osteoinduktion
Infrarotspektroskopie 14
Interface, stabil 6

Kalziumphosphat 1, 12, 60, 71, 85, 138
 biokeramisch 11
 Knochenersatzmaterialien 60
Kieler Knochenspan 138
Knochenallotransplantation 1, 35
 Probleme 69, 127
Knochenbank 2, 35, 40, 126, 155

Kostenaufwand 2
Spongiosa 68
Versicherung 2
Knochenbildung 23
 Aktivierung 23
 heterotop 50
Knochenersatz(stoff) 1, 23, 52, 59
 Anforderungen 59, 68–72, 94, 117
 Applikationsform 71
 artifiziell 1
 biologisch 1
 Eignung 34
 Einbau 24
 Entwicklung 69
 Histophysiologie 23
 Infektion 110
 Risiken 3
 Verfügbarkeit 2
 Wahlkriterien 2, 113
 Zusammenfassung 105, 151
Knochengelatine 46, 47, 114
Knochenmaterial
 anorganisch 3
Knochenmatrix 5, 24, 45–49, 52, 74
 demineralisiert 45
 Herstellung 45
 heterotope Implantation 46
 klinischer Einsatz 46
 mineralisiert 45
 osteoinduktiver Effekt 46
 Versagen 51
Kollagenvlies 73, 74
Kontraindikation 43
 allogene Knochentransplantation 37,
 39, 43
Korallen 26

Lager 118
 ersatzschwach 72, 78, 124
 ersatzstark 68, 72, 94, 127, 151
Lamellenknochen 24, 65, 66
Leerversuch 65, 73
Leitschienenfunktion 65, 68, 93, 97, 137

Makrophage 111
Markbeimpfung 78
 autolog 78, 107
 Inokulation 79, 81
Matrix s. Knochenmatrix
mazerierter Knochen 104
mechanische Eigenschaften 4, 20, 105
Mikrorelief 25, 26
Multiorganspender 41

Oberflächenqualität 25, 26
Osteogenese 47
 Kaskadenmechanismus 50
Osteogenität 104
Osteoinduktion 23, 45, 45–57, 70, 104, 114
 BMP 23
 Formen 104
 Hauptphasen 47, 48
 Osteoprogenitorzellen 50
 Ursachen 104
Osteointegration 105, 118
Osteokonduktion 4, 26, 33, 62, 68, 93, 105, 118, 124, 125
 Hauptphase 47, 48
Osteostimulation 47, 71

Poren 27
 Durchmesser 27
Porosität 107
Pyrost 76–82, 105
 Druckbelastung 76
 Immunologie 77
 klinische Anwendung 81
 Kombination mit Collapat 81
 septische Bedingungen 80

regenerativer Knochenersatz 70
Remodeling 4, 27, 66
Resorbierbarkeit 13, 17, 27, 29, 66, 68, 70, 108
Rinderknochen 61, s. auch Bio-Oss
 Aufbereitung 61
 Röntgen 138
 Röntgendiffraktion 15

Spenderauswahl 43
Stimulatoren 24
Substitution 33, 108
synthetische Kalziumphosphatkeramiken 77, 104

Tierexperiment
 Untersuchungsmethoden 63, 72, 85
 Versuchsaufbau 62
 Versuchstierwahl 62
Transplantat
 nicht vaskularisiertes 5
Trikalziumphosphat 11, 12, 59, 60, 137, 147
 s. auch: Ceros 82
 Auflösung 12, 17, 111, 147
 Chemie 108, 109
 Lymphknoten 31
 Resorbierbarkeit 17, 27
 Substitution 33
 Whitlockit 12

Verbundtransplantation 103
Versteifungseffekt 13
Versuchstierwahl 62, 72

Wachstum 152
Wolff-Gesetz 29, 108

Zellkulturen 73, 83
Zyclosporin A 51

Hefte zur Unfallheilkunde

Beihefte zur Zeitschrift „Der Unfallchirurg". Herausgeber: J. Rehn, L. Schweiberer, H. Tscherne

Heft 217: **S. Weller, K. Weise,** Tübingen (Hrsg.)
Kapsel-Band-Verletzungen des Kniegelenks
Postoperative Begleit- und Nachbehandlung
Symposium der Arbeitsgemeinschaft für Sportverletzungen der Deutschen Gesellschaft für Chirurgie (CASV)
1991. Etwa 130 S. 67 Abb. Brosch. DM 86,-
ISBN 3-540-54081-4

Heft 215: **D.C. Nast-Kolb, M. Jochum, C. Waydhas, L. Schweiberer**
Die klinische Wertigkeit biochemischer Faktoren beom Polytrauma
1991. Etwa 170 S. 50 Abb. 58 Tab. Brosch. DM 78,-
ISBN 3-540-53826-7

Heft 214: **G. Schwetlick,** Freie Universität Berlin
Hüftkopfnekrose und gefäßgestielter Beckenspan
Studie zu Angiographie und Vaskularisation
Mit einem Geleitwirt von U. Weber
1991. XII, 110 S. 56 Abb. 8 Tab. Brosch. DM 78,-
ISBN 3-540-53806-2

Heft 213: **J.M. Rueger,** Universität Frankfurt
Knochenersatzmittel
1991. Etwa 120 S. Brosch. ISBN 3-540-53939-5
In Vorbereitung.

Heft 212: **J. Probst,** Murnau (Hrsg.)
53. Jahrestagung der Deutschen Gesellschaft für Unfallheilkunde e. V.
22.–25. November 1989, Berlin
1990. ISBN 3-540-52925-X Vergriffen.

Heft 211: **W. Hager** (Hrsg.)
Weichteilschäden bei Extremitätenfrakturen
24. Jahrestagung der Österreichischen Gesellschaft für Unfallchirurgie.
6.–8. Oktober 1988, Gmunden
Kongreßbericht im Auftrage des Vorstandes zusammengestellt von W. Hager
1990. XVIII, 275 S. 52 Abb. 120 Tab.
Brosch. DM 148,- ISBN 3-540-52742-7

Heft 210: **J. R. Izbicki**
Die Sepsis bei Splenektomie
Tierexperimentelle Befunde zum Milzerhalt und zur Immunaktivierung
1991. XI, 102 S. 52 Abb. 15 Tab. Brosch. DM 78,-
ISBN 3-540-53180-7

Heft 209: **H. Schmelzeisen**
Der Bohrvorgang in der Kortikalis
Mechanik · Thermometrie · Morphologie
Geleitwort von S. Weller
1990. XII, 102 S. 49 Abb. 11 Tab. Brosch. DM 98,-
ISBN 3-540-52514-9

Heft 208: **M. Forgon, G. Zadravecz**
Die Kalkaneusfraktur
1990. VIII, 104 S. 95 Abb. 11 Tab. Brosch. DM 96,-
ISBN 3-540-51793-6

Heft 207
52. Jahrestagung der Deutschen Gesellschaft für Unfallheilkunde e. V.
16.–18. November 1988, Berlin
Präsident: K.-H. Jungbluth
Redigiert von: A. Pannike
1989. LII, 480 S.
64 Abb.
Brosch. DM 149,-
ISBN 3-540-51644-1

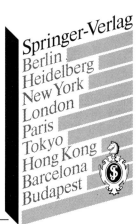

Hefte zur Unfallheilkunde

Beihefte zur Zeitschrift „Der Unfallchirurg". Herausgeber: J. Rehn, L. Schweiberer, H. Tscherne

Heft 206: **H. Resch, G. Sperner, E. Beck** (Hrsg.)
Verletzungen und Erkrankungen des Schultergelenkes
Innsbrucker Schultersymposium –
Verletzungen der Schulter.
9./10. September 1988, Innsbruck
1989. X, 212 S. 119 Abb. 51 Tab.
Brosch. DM 98,- ISBN 3-540-51534-8

Heft 205: **E. Orthner**
Die Peronaeussehnenluxation
Geleitwort von M. Wagner
1991. X, 198 S. 117 Abb. Brosch. DM 128,-
ISBN 3-540-51648-4

Heft 204: **L. Gotzen, F. Baumgaertel** (Hrsg.)
Bandverletzungen am Sprunggelenk
Grundlagen. Diagnostik. Therapie
Symposium der Arbeitsgemeinschaft für
Sportverletzungen der Deutschen Gesellschaft
für Chirurgie (CASV)
1989. X, 119 S. 55 Abb. Brosch. DM 78,-
ISBN 3-540-51318-3

Heft 203: **R. Wolff** (Hrsg.)
Zentrale Themen aus der Sportorthopädie und -traumatologie
Symposium anläßlich der Verabschiedung von
G. Friedebold, Berlin, 25.-26. März 1988
1989. XIV, 239 S. 136 Abb. 16 Tab.
Brosch. DM 124,- ISBN 3-540-51325-6

Heft 202: **P. Habermeyer, H. Resch**
Isokinetische Kräfte am Glenohumeralgelenk / Die vordere Instabilität des Schultergelenks
1989. XIV, 166 S. 65 Abb. 57 Tab.
Brosch. DM 86,- ISBN 3-540-51122-9

Heft 201: **W. Hager** (Hrsg.)
Brüche und Verrenkungsbrüche des Unterarmschaftes
22. Jahrestagung der Österreichischen Gesellschaft für Unfallchirurgie, 2.–4. Oktober 1986, Salzburg
Kongreßbericht im Auftrage des Vorstandes
zusammengestellt von W. Hager
1989. XIX, 431 S. 191 Abb. 240 Tab.
Brosch. DM 198,- ISBN 3-540-50741-8

Heft 200: **A. Pannike** (Hrsg.)
5. Deutsch-Österreichisch-Schweizerische Unfalltagung in Berlin
18.–21. November 1987
Redigiert von E. H. Kuner, F. Povacs und Ch.-A. Richon
1988. LV, 716 S. 179 Abb. Brosch. DM 178,-
ISBN 3-540-50085-5

Heft 199: **V. Bühren, H. Seiler** (Hrsg.)
Aktuelle Aspekte in der arthroskopischen Chirurgie
Grundlagen, Techniken, Alternativen
1988. X, 203 S. 120 Abb. 55 Tab. Brosch. DM 124,-
ISBN 3-540-50073-1

Heft 198: **R. Wolff**
Knochenstabilität nach Kontakt- und Spaltheilung
Eine tier-experimentelle Studie
1988. XIV, 104 S. 46 Abb.
Brosch. DM 75,-
ISBN 3-540-50107-X

Preisänderungen vorbehalten

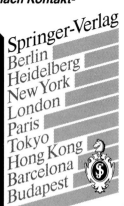

Springer-Verlag
Berlin
Heidelberg
New York
London
Paris
Tokyo
Hong Kong
Barcelona
Budapest

Druck: Druckerei Zechner, Speyer
Verarbeitung: Buchbinderei Schäffer, Grünstadt